Petra Hömens

Ernährung im Schichtdienst

Petra Hömens

Ernährung im Schichtdienst

Mahlzeitenstruktur und Schlafhygiene im pflegerischen Alltag

2., aktualisierte und erweiterte Auflage

facultas

Petra Hömens ist selbstständig als Diätologin tätig und begleitet Menschen, die ihre Gesundheit durch Ernährung fördern und unterstützen möchten.

Eine geschlechtergerechte Schreibweise wird in diesem Buch vorwiegend durch die Verwendung der Schreibung mit Doppelpunkt : realisiert. Ist eine korrekte, alle Endungen berücksichtigende Schreibung auf diese Weise nicht möglich oder erfordert sie Ergänzungen, die den Lesefluss hemmen, so wird – stellvertretend für alle Geschlechter – die weibliche Form gewählt.

Bibliografische Information der Deutschen Nationalbibliothek
Die Deutsche Nationalbibliothek verzeichnet diese Publikation in der Deutschen Nationalbibliografie; detaillierte bibliografische Daten sind im Internet über http://dnb.dnb.de abrufbar.

2. Auflage 2026

facultas Verlag, 1050 Wien, Österreich
www.facultas.at, office@facultas.at
Umschlagbild: © Anna Shepoulova
Satz: Florian Spielauer, Wien
Lektorat: Laura Hödl, Wien
Druck: Facultas Verlags- und Buchhandels AG
Printed in Austria
ISBN 978-3-7089-2637-7
E-ISBN 978-3-99180-029-3

Inhalt

Vorwort

Im Laufe meiner Berufsjahre habe ich unter anderem auch Pflegefachkräfte sowie Menschen, die im Gesundheitswesen tätig sind, ernährungsmedizinisch begleiten dürfen. In erster Linie ging es vor allem darum, sowohl einen passenden Essrhythmus zu finden als auch die eigene Gesundheit mit nährstoffreichem Essen zu pflegen. Langfristig und nachhaltig wirksame Ernährungsempfehlungen in den eigenen Essalltag zu integrieren, muss nicht unbedingt herausfordernd sein.

Jene, die ihre Berufung in der Pflege gefunden haben, sind oftmals mit äußerst anstrengenden Arbeitsbedingungen konfrontiert. Pflegefachkräfte zahlen auf lange Sicht einen zu hohen Preis: den eigenen gesundheitlichen Status.

Der Schichtdienst darf hier als Risikofaktor nicht unterschätzt werden. Die Arbeitszeiten wechseln sich, je nach Schichtdienstmodell, ab. Oft wird der Dienst sehr früh begonnen oder endet spätabends. Die meisten Pflegekräfte, mehr als 70 %, arbeiten auch nachts im Schichtdienst (Bundesministerium für Soziales, Gesundheit, Pflege und Kommunikation, 2021, S. 20).

Bekannt ist, dass die Menschen, die im Schichtdienst arbeiten, öfter einen höheren Blutdruck entwickeln. Dadurch steigt auch das kardiovaskuläre Risiko an. Im Verlauf der Berufsjahre ist es wahrscheinlich, mehr Gewicht zuzunehmen. Nicht zu unterschätzen ist, dass das Risiko für Prädiabetes und Diabetes Mellitus Typ II ansteigt. Zudem leiden Schlafqualität und Schlafdauer, wenn über viele Jahre hinweg im Schichtdienst gearbeitet wird.

Was können Pflegefachkräfte tun, um das gesundheitliche Risiko zu reduzieren? Und wie ist es möglich, einen regelmäßigen Essrhythmus zu finden, wenn sich die Dienste ständig ändern?

Dieser Leitfaden basiert sowohl auf Erkenntnissen aus der ernährungswissenschaftlichen Forschung als auch auf meiner langjährigen Berufserfahrung in der ernährungstherapeutischen Praxis. Für ein tieferes Verständnis wird auch auf das Wechselspiel zwischen der Ernährungsmedizin, der Schichtarbeit und der Schlafgesundheit eingegangen.

Ziel ist es, Pflegefachkräften einen konkreten und zugleich praktischen Leitfaden in die Hand zu geben, damit sie das eigene gesundheitliche Risiko senken können und sich zugleich fitter fühlen. Besonders möchte ich hervorheben, dass der Leitfaden Beispielernährungstage mit Rezepten beinhaltet, die sich in der Praxis bewährt haben.

Abschließend bedanke ich mich für die Möglichkeit, diesen Leitfaden gestalten zu dürfen. Ich wünsche allen Leser:innen viel Freude beim Durchstöbern und viel Erfolg in der Umsetzung.

Pflege auch *deine* Gesundheit!

Diätologin und Sport-Ernährungscoach,
Petra Hömens MHPE

1 Die Arbeitsbedingungen und die Schichtdienstmodelle in der Pflege

In Österreich arbeiten derzeit rund 127 000 Menschen als Pflegepersonal im akutstationären Bereich oder im Bereich der Langzeitpflege und -betreuung. Laut dem statistischen Bundesamt sind mehr als 1,2 Millionen Pflegefachkräfte in Deutschland tätig. Die Arbeitsmarktsituation und die Arbeitsbedingungen im Pflegebereich beeinflussen die körperliche und psychische Gesundheit der Pflegefachkräfte. Zum einen wird der Bedarf an ihnen steigen. Zum anderen herrscht bereits ein Mangel an ihnen. Die Fluktuation ist im Pflegebereich höher als bei anderen Berufsgruppen, sodass sich der Fachkräftemangel hier nochmals verschärft. Nicht zu vergessen ist, dass zu wenige Pflegefachkräfte ausgebildet werden, um den Fachkräftemangel abzufedern. Aktuell sind 30 % der Pflegefachkräfte in Österreich über 50 Jahre alt und werden in den nächsten Jahren in Pension bzw. in Rente gehen. Aufgrund der demografischen Entwicklung wird die Anzahl der pflegebedürftigen Menschen in den kommenden Jahren und Jahrzehnten allerdings ansteigen (Bundesministerium für Soziales, Gesundheit, Pflege und Kommunikation, 2021, S. 5).

Was hat diese Situation mit der Gesundheit der Pflegefachkräfte zu tun? Je eklatanter der Mangel an Pflegefachkräften ist, desto mehr steigt die körperliche und psychische Belastung im Berufsalltag. Der psychosoziale Druck, die seelisch belastende Arbeit sowie der ständige Zeitdruck nehmen Einfluss auf die psychische und körperliche Gesundheit der Pflegefachkräfte.

Durch die Schichtarbeit existiert eine pflegerische und medizinische Versorgung an 365 Tagen im Jahr, und das rund um die Uhr. Die Arbeitszeiten und Schichtdienstmodelle unterscheiden sich bei den Pflegeberufen, außerdem lassen sich Schichtdienstmodelle nach der Anzahl der zu leistenden Schichten unterscheiden. So kann beispielsweise der Zweischichtdienst (Früh- und Spätschicht) von dem Dreischichtdienst (Früh-, Spät- und Nachtschicht) getrennt werden. Die allermeisten Pflegefachkräfte, rund 70 %, arbeiten auch nachts. 12-Stunden-Dienst, Wochenenddienste sowie Dienste an Feiertagen zählen ebenso zum Arbeitsalltag in der Pflege (Bundesministerium für Soziales, Gesundheit, Pflege und Kommunikation, 2021, S. 20).

Pflegefachkräfte arbeiten aufgrund der Schichtarbeit und der atypischen Arbeitszeiten gegen ihre eigene biologische Uhr. Das betrifft nicht nur Pflegefachkräfte, die Nachtdienste übernehmen, sondern auch Pflegefachkräfte, die im Zweischichtdienstmodell tätig sind oder lange Tagdienste haben.

Unabhängig davon, wie eklatant die derzeitige Situation ist bzw. sich in Zukunft verschärft, ist jedem sicher bewusst, dass es ohne Pflegefachkräfte nicht geht. Deshalb stellt dieser Leitfaden den Pflegefachkräften ein hilfreiches Werkzeug zur Verfügung, um die eigene Gesundheit bestmöglich pflegen und erhalten zu können.

Das Zitat von Arthur Schopenhauer könnte nicht passender sein: „Die Gesundheit ist zwar nicht alles, aber ohne Gesundheit ist alles nichts". Umso wichtiger ist es, gezielt für sich selbst Empfehlungen umzusetzen, damit gesundheitliche Probleme nicht wachsen können.

2 Die gesundheitlichen Risiken im Schichtdienst

Die Arbeit im Schichtdienst beeinflusst die Gesundheit und die Lebensqualität sowie das Risiko für die Entwicklung bestimmter Komorbiditäten maßgeblich (DGAUM, 2020). Die Schichtarbeit ist hier einer der größten Risikofaktoren, da der physiologische zirkadiane Rhythmus nicht mit diesem Arbeits-Schlaf-Rhythmus synchron ist (Spork, 2014, S. 90). Die zirkadiane Fehlausrichtung durch Schichtarbeit und auch eine ungünstige Ernährungsweise erhöhen das Risiko für Schlafstörungen, Übergewicht und chronische Erkrankungen wie Hypertonie und Diabetes Mellitus Typ II (DGAUM, 2020; Antunes et al., 2010, S. 155–168; Suter, 2019; van Drongelen et al., 2011, S. 263–275). Im Gesundheitswesen wird eine pflegerische und medizinische Versorgung an 365 Tagen im Jahr aufrechterhalten, sodass das Arbeiten in Schichtdienstmodellen unausweichlich ist. Daher ist es auch relevant, einen Überblick zu geben, welche gesundheitlichen Risiken mit der Schichtdienstarbeit einhergehen. Dadurch werden Sie noch besser für diese Thematik sensibilisiert und können das gesundheitliche Risiko über eine bewusste, nährstoffreiche Ernährung senken.

Die gesundheitlichen Folgen, die mit Nacht- und Schichtarbeit assoziiert sind, sind in der S2k-Leitlinie „Gesundheitliche Aspekte und Gestaltung von Nacht- und Schichtarbeit" (2020) ausführlich beschrieben. Im vorliegenden Kapitel werden einzelne, besonders relevante Faktoren behandelt.

Das Risiko für die Entwicklung zirkadianer Schlaf-Wach-Rhythmusstörungen ist bei Schichtarbeiter:innen erhöht. Durch die wechselnden Tagesarbeitszeiten (Früh-, Spät- und Nachtschicht) kommt es zu Störungen des Schlafrhythmus sowie zu exzessiv auftretender Schläfrigkeit während der Arbeitszeit und Schlaflosigkeit während der vorgesehenen Schlafphasen (Schwab, 2020). Darüber hinaus wird Schlafmangel mit psychosozialen Beeinträchtigungen wie fehlender Konzentrationsfähigkeit, reduziertem Reaktionsvermögen, Müdigkeit, einem schlechteren Gesundheitszustand, Stress sowie mangelndem psychischen Wohlbefinden assoziiert (Schlack et al., 2013, S. 740–748). Der Schlafmangel und der damit verbundene Leistungsabfall oder die gesundheitlichen Folgen werden jedoch von den Betroffenen nicht immer wahrgenommen (Walker, 2018). Deshalb ist die Vorbeugung gesundheitlicher Probleme durch den Schichtdienst ein besonders wesentlicher Schritt. Neben den Empfehlungen zur Schlafhygiene ist auch der individuelle Schlaf-Wach-Rhythmus zu berücksichtigen. Der individuelle Chronotyp des Menschen rückt hier mehr und mehr in den Fokus der präventiven Maßnahmen (DGAUM, 2020, S. 26).

In der folgenden Abbildung 1 werden Risiken und Indikationen dargestellt, die mit dem Schichtdienst assoziiert werden.

In der DGAUM-Leitlinie sind darüber hinaus weitere Krankheitsbilder und gesundheitliche Risiken angeführt, die nicht unerwähnt bleiben sollten. Unter anderem werden gastrointestinale, psychische und neurologische Erkrankungen sowie Krebserkrankungen mitberücksichtigt. Auch Reproduktions- und Zyklusstörungen werden in Zusammenhang mit dem Schichtdienst betrachtet. In diesem Leitfaden wird der Fokus auf die angeführten Indikationen und gesundheitlichen Risiken in Verbindung mit Schicht- und Nachtschichtarbeit gelegt.

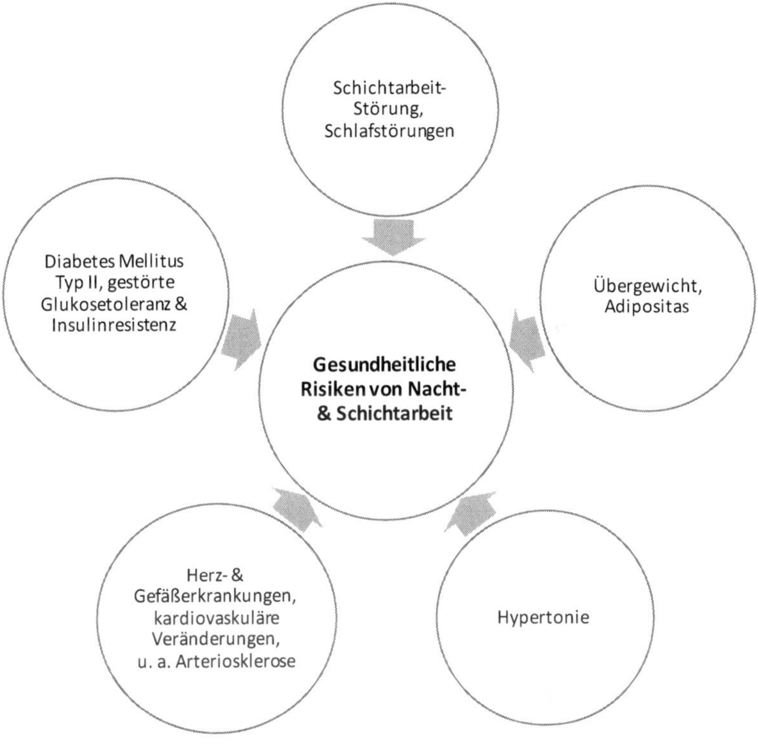

Abbildung 1: Gesundheitliche Risiken von Nacht- und Schichtarbeit, eigene Darstellung (S2k-Leitlinie – Gesundheitliche Aspekte und Gestaltung von Nacht- und Schichtarbeit, 2020)

Schichtarbeit-Störung und Schlafstörungen

Die Schichtarbeit-Störung ist seit über 20 Jahren als eigenständige Diagnose im schlaf- und psychiatriespezifischen Klassifikationssystem ICD-11 angeführt (WHO, 2022). Schlafstörungen und/oder eine ausgeprägte Tagesmüdigkeit/Fatigue oder Tagesschläfrigkeit in zeitlichem Zusammenhang mit der Schichtarbeit werden als Schichtarbeit-Störung beschrieben. Schichtdienste können den Schlaf beeinflussen und auch ein schlafspezifisches Problem herbeiführen (DGAUM, 2020, S. 26).

Einzelne Studienergebnisse zeigen auf, dass das Arbeiten im Nachtdienst mit einer höheren Wahrscheinlichkeit für die Entwicklung einer Schichtarbeit-Störung einhergeht. Unter anderem wurde in einer repräsentativen Stichprobe mit 176 Studienteilnehmer:innen nachgewiesen, dass bei Arbeit im Nachtdienst dreimal häufiger (32,1 % versus 10,1 %) als bei Dienstzeiten, die ausschließlich tagsüber erfolgten, eine Schichtarbeit-Störung vorlag. 20 % der Personen, die von der Schichtarbeit-Störung betroffen waren, bestätigten, dass dies sehr stark sowohl das familiäre und soziale Leben als auch die Zusammenarbeit mit Kolleg:innen beeinflusst (Di Milia et al., 2013, S. 1261–1271).

Die von der DGAUM angeführten Studien in Bezug auf die Schlafdauer zeigen, dass die Schlafdauer nach Nachtdiensten im Vergleich zu Tagdiensten bzw. zu freien Tagen reduziert ist. Empfohlen wird eine Schlafdauer von 7–9 Stunden (Bundesministerium für Soziales, Gesundheit, Pflege und Konsumentenschutz, 2022, S. 9). Holzinger und Klösch (2018, S. 32) geben eine Mindestschlafdauer von 4 Stunden an, damit ein Minimum an körperlicher Regeneration gegeben ist. Wird die tatsächliche Schlafdauer von Schichtarbeiter:innen mit der in den Studien der DGAUM empfohlenen Schlafdauer von 7–9 Stunden verglichen, werden meist kürzere Schlafperioden – unter 7 Stunden – angegeben (Sallinen & Kecklund, 2010, S. 121–133).

Neben der Schlafdauer müssen chronobiologische Faktoren mitberücksichtigt werden. Zwischen 2.00 und 4.00 Uhr in der Nacht entsteht ein absolutes Leistungs- und Stimmungstief. In diesem Zeitraum sind Konzentration, Wahrnehmung und Aufmerksamkeit reduziert. Körperliche Empfindungen wie ein Kältegefühl und Unruhe treten auf. Zudem steigt die Lust auf hochkalorische Nahrungsmittel wie Süßigkeiten und fettreiche Lebensmittel. Heißhungerattacken und Hungergefühle während dem Nachtdienst sind keine Seltenheit (Holzinger &

Klösch, 2018, S. 85). Üppige, fetthaltige und kohlenhydratreiche Mahlzeiten beeinflussen den Schlaf negativ. Zudem fördert dieses Essverhalten ein höheres Gewicht und verstärkt das Risiko für Diabetes Mellitus Typ II, Hypertonie und Herz-Kreislauf-Erkrankungen (Broussard & Van Cauter, 2016, S. 353–359; Van Drongelen et al., 2011, S. 263–275).

In Verbindung mit der Schichtarbeit-Störung steht auch eine ausgeprägte Tagesmüdigkeit (Fatigue) oder Tagesschläfrigkeit (DGAUM, 2020, S. 26). In einer Studie wurde der Zusammenhang zwischen dem akkumulierenden Schlafdefizit und der chronischen Fatigue bei Personen, die im Schichtdienst tätig sind, ersichtlich (Niu et al., 2011, S. 68–81). Wenn mindestens 3 Tage pro Woche im Schichtdienst gearbeitet wird, zeigt sich die Fatigue stärker ausgeprägt (Shen et al., 2006, S. 1–5). Weibliche Pflegefachkräfte weisen höhere Fatigue-Raten auf als männliche Kollegen (Smith-Miller et al., 2014, S. 487–494). 4 Studien kamen auch zu dem Ergebnis, dass Männer ein geringeres Risiko für die Entwicklung von Schlafstörungen und einer Tagesschläfrigkeit bzw. Fatigue durch Schichtarbeit zeigen (Saksvik et al., 2011, S. 221–235). Wird das Alter berücksichtigt, so ist erkennbar, dass ältere Menschen, die im Schichtdienst tätig sind, mehr Schlafprobleme nach Nachtschichten erleben als jüngere. Allerdings verhält sich dies konträr, wenn im Frühdienst gearbeitet wird, in diesem Fall kämpfen jüngere Menschen eher mit Schlafschwierigkeiten (Blok & de Looze, 2011, S. 221–232). Saksvik et al. (2011, S. 221–235) fanden in 11 Studien einen engen Zusammenhang zwischen Fatigue, Schläfrigkeit, Schichtdient und einem höheren Alter.

Die Schichtdiensteinteilung sowie die eigene physiologische Chronobiologie spielen eine wesentliche Rolle in Bezug auf die Schlafgesundheit. Schmal (2015, S. 13) empfiehlt, dass grundsätzlich ein vorwärtsrotierender Dienstplan (Frühdienst – Spätdienst – Nachtdienst) für den gesundheitlichen Status besser ist als rückwärtsrotierende und unsystematische Dienste.

Übergewicht und Adipositas

In der DGAUM-Leitlinie wird eine starke Korrelation zwischen Schichtarbeit und Übergewicht deutlich. In der wissenschaftlichen Arbeit von Pan et al. (2011) konnte der Zusammenhang zwischen der Dauer der Schicht- und Nachtschichtarbeit und der Entwicklung von Übergewicht bzw. einer Gewichtszunahme dargelegt werden. Ein Review, welches Studien bis zum Jahr 2015 miteinschließt, zeigt eine starke Korrelation zwischen Schichtarbeit, Body-Mass-Index und Übergewicht (Proper et al., 2016, S. 147–157). Zudem ist Übergewicht mit einem dreifach höheren und Adipositas mit einem siebenfach höheren Risiko für Diabetes Mellitus Typ II verbunden (Abdullah et al., 2010, S. 309–319). In der DGAUM-Leitlinie (2020) wird verdeutlicht, dass übergewichtige und adipöse Schichtarbeiter:innen einem höheren Gesundheitsrisiko als normalgewichtige Mitarbeiter:innen ausgesetzt sind.

Das Arbeiten im Schichtdienst stellt eine große Herausforderung in der Umsetzung einer regelmäßigen Mahlzeitenhäufigkeit sowie einer ausgewogenen Mahlzeitenzusammensetzung dar. Mehrere Studien zeigen eine Korrelation zwischen dem Körpergewicht und einer chronotypspezifischen Ernährungsweise. In einer randomisierten kontrollierten Studie wurden die positiven Auswirkungen von chronotypspezifischer Ernährung auf das Körpergewicht belegt (verglichen mit einer konventionellen, ausgewogenen Ernährung) (Muñoz et al., 2020, S. 1041–1048).

Die Studienlage legt dar, dass das Arbeiten im Schicht- und Nachtdienst mit einer höheren Prävalenz für die Entwicklung von Übergewicht und Adipositas einhergeht. Darüber hinaus sind weitere Einflussfaktoren daran beteiligt, unter anderem das Essverhalten, die Umsetzung einer regelmäßigen Mahlzeitenfrequenz, die eigene individuelle Chronobiologie, die Schlafgesundheit, die Schichtdienstplanung sowie die Arbeitsbedingungen und das Stressaufkommen (Alexy et al., 2021, S. 101–102; DGAUM, 2020). Insbesondere Menschen, die sich einer zirkadianen Fehlausrichtung aussetzen, wie sie im Schichtdienst der Fall ist, erhöhen das Risiko für die Entwicklung von Übergewicht, Adipositas, Diabetes Mellitus Typ II, Hypertonie sowie für Herz-Kreislauf-Erkrankungen (Scheer et al., 2009, S. 4453–4458; Leproult et al., 2014, S. 1860–1869).

Hypertonie

In der DGAUM-Leitlinie (2020) wird deutlich, dass ein erhöhter Blutdruck – die Hypertonie – mit Schichtarbeit in Verbindung gebracht wird. Querschnitts-, prospektive sowie mehrere Kohortenstudien belegen einen engen Zusammenhang zwischen Schicht- und Nachtschichtarbeit und Hypertonie.

Der Zusammenhang zwischen Bluthochdruck, dem Stressaufkommen und der Blutflussgeschwindigkeit wird im Kapitel „Das egoistische Gehirn und der Energiestoffwechsel" erklärt.

Herz- & Gefäßerkrankungen, kardiovaskuläre Veränderungen

Neben dem Risiko, einen zu hohen Blutdruck zu entwickeln, wird Schicht- und Nachtschichtarbeit mit der Entwicklung von Gefäßerkrankungen in Zusammenhang gebracht. Arteriosklerose, die Plaquebildung der Arteria Carotis sowie die Verdickung der Intima Media, wird beschleunigt, wenn im Schichtdienstsystem gearbeitet wird (Puttonen et al., 2009, S. 608–613; DGAUM, 2020). Diese Studienergebnisse werden untermauert durch die Untersuchung von Kang et al. (2016, S. 519–763). Die Gefäßverkalkung schreitet im Dreischichtdienst signifikant schneller voran als im Tagdienst.

Zudem ist auch die Wochenarbeitszeit ausschlaggebend. Aus der Meta-Analyse (Kivimäki et al., 2015, S. 1739–1746) wird deutlich, dass das Risiko für eine koronare Herzerkrankung bzw. einen Schlaganfall signifikant ansteigt, wenn die Wochenarbeitszeit 55 Stunden überschreitet. Neben den angeführten Studienresultaten zeigen die Untersuchungen der Nurses Health Study eine enge Korrelation zwischen den Dienstjahren im Schicht- und Nachtschichtdienst und der kardiovaskulären Mortalität auf (Vetter et al., 2016, S. 1726–1734). Insbesondere weibliche Pflegefachkräfte weisen das höchste Risiko auf, wenn mehr als 15 Jahre in rotierenden Schichtdiensten (Tag- und Nachtdienste) gearbeitet wurde (Gu et al., 2015, S. 241–252). Bereits nach 5 Jahren Schicht- und Nachtdienst sind deutliche Veränderungen im Bereich der Gefäßverkalkungen sichtbar, die das Risiko für kardiovaskuläre Mortalität ansteigen lassen (Vetter et al., 2016, S. 1726–1734).

Die Leitlinie der DGAUM (2020) gibt einen fundierten Überblick, welche Maßnahmen zu einer Verbesserung des gesundheitlichen Status führen. Schichtdienste, insbesondere auch die Nachtdienste, sind in der Pflege notwendig. Jedoch wird anhand der Nurses Health Study deutlich, dass das Risiko für Herz- und Gefäßerkrankungen deutlich reduziert werden kann, wenn Pflegefachkräfte ausschließlich tagsüber arbeiten. Zudem sinkt das Risiko für Herz- und Gefäßerkrankungen, je länger Pflegefachkräfte nicht mehr in rotierenden Schichtdiensten tätig sind (Vetter et al., 2016, S. 1726–1734). Eine Verbesserungsmöglichkeit für die Situation bietet das Napping (ein Nickerchen machen) während des Nachtdienstes. Pflegefachkräfte können durch das Napping im Nachtdienst den Blutdruck günstig beeinflussen (Rotenberg et al., 2016, S. 697–705). Wenn Pflegefachkräfte die Möglichkeit haben, im Nachtdienst ein Nickerchen zu machen, dann sollte dies genutzt werden.

Die Dienstplangestaltung gewinnt an Beachtung im Hinblick auf die gesundheitlichen Auswirkungen auf die Pflegefachkräfte. Die Einflussnahme auf die Dienstplangestaltung, die Vorhersehbarkeit der Schichtdienstpläne, das Einhalten vorwärts rotierender Schichtdienste sowie das Einplanen von maximal 3–4 Nachtdiensten gefolgt von einer ausreichenden Regenerationszeit von mindestens einem freien Tag reduzieren die Blutfettwerte und das kardiovaskuläre Risiko (Boggild & Jeppesen, 2001, S. 87–96; Jarvelin-Pasanen et al., 2013, S. 225–233; Viitasalo et al., 2008, S. 198–205). Ein weiterer wichtiger Hebel ist die Umsetzung gesundheitsfördernder Maßnahmen. Der Blutdruck, die Herzfrequenz sowie die Gefäßverkalkungen werden durch gesundheitsfördernde Maßnahmen günstig beeinflusst (Morgan et al., 2011, S. 317–325; Lim et al., 2015, S. 186–190).

Stoffwechselerkrankungen, Diabetes Mellitus Typ II, Glukosetoleranz und Insulinresistenz

Die Schicht- und Nachtschichtarbeit fördert eine Desynchronisation der peripheren Uhren des Menschen. Im Körper befinden sich neben der Masterclock im Gehirn auch andere periphere Uhren, die in der Leber, in der Bauchspeicheldrüse, im Herz sowie im Muskel- und Fettgewebe enthalten sind.

Von der Desynchronisation durch die Nacht- und Schichtarbeit ist auch der Blutzuckerstoffwechsel betroffen. Der physiologische, zirkadiane Rhythmus bewirkt ein Absenken der Glukosetoleranz am Abend und fördert zugleich eine verminderte Insulinsensitivität (Poggiogalle et al., 2018, S. 11–27). Eine gestörte Glukosetoleranz, höhere postprandiale Glukosespiegel sowie eine verringerte Insulinsensitivität sind mit Schicht- und Nachtschichtarbeit assoziiert. Das Risiko, Diabetes Mellitus Typ II, eine geringere Glukosetoleranz sowie eine verringerte Insulinsensitivität zu entwickeln, wird durch eine zu geringe Schlafdauer und vor allem durch eine Verkürzung der Tiefschlafphase und der REM-Phase gefördert (Bass, 2012, S. 348–356). Die DGAUM-Leitlinie (2020, S. 61) leitet anhand der Studienlage ab, dass ein erhöhtes Risiko für die Entwicklung von Diabetes Mellitus Typ II gegeben ist, vor allem wenn im Spät- und Nachtdienst gearbeitet wird.

Im nächsten Kapitel wird auf den gesunden Schlaf Bezug genommen und weshalb dieser so essenziell für unsere Gesundheit ist. Nutzen Sie die angeführten Schlafhygieneregeln, um Ihre Schlafgesundheit unterstützen zu können.

3 Schlafgesundheit: Das Grundlagenwissen

Etwa ein Drittel unseres Lebens verbringen wir schlafend – eine Phase, die von zentraler Bedeutung für unser körperliches und seelisches Wohlbefinden ist (Schuh, 2022, S. 1). „Schlaf ist ein aktiver körperlicher Vorgang, der durch äußere und innere Prozesse beeinflussbar ist und der körperlichen und psychischen Erholung dient" (Holzinger & Klösch, 2018, S. 13). Demnach ist Schlaf bedeutsam für unsere Regeneration. Wie verlaufen die Schlafphasen, wenn ein Mensch ohne Ein- und Durchschlafprobleme schläft? Bedeutsam sind hier vor allem die Tiefschlafphasen.

Während des Nachtschlafs durchläuft der Mensch mehrere Schlafzyklen von durchschnittlich 90 Minuten Dauer, die etwa fünf- bis sechsmal pro Nacht auftreten – dabei wird der Tiefschlaf in der Regel dreimal erreicht. Aus neurophysiologischer Perspektive läuft Schlaf in verschiedenen Zyklen ab, die sich in „Non-Rapid Eye Movement" (Non-REM) und „Rapid Eye Movement" (REM) Schlafphasen einteilen lassen. In der REM-Schlafphase sind Veränderungen der Elektroenzephalographie (EEG, der elektrischen Aktivität des Gehirns), der Augenbewegungen sowie des Muskeltonus erkennbar. Die Non-REM-Schlafphasen unterteilen sich in drei Schlafstadien. Der Ablauf der verschiedenen Schlafphasen folgt einem festen Muster. Zu Beginn des Schlafes befindet sich der Körper im sogenannten ruhigen Wachzustand, der durch Entspannung und aufkommende Müdigkeit gekennzeichnet ist. In dieser Phase zeigt das Gehirn Alpha-Wellen. Anschließend gleitet man in das Einschlafstadium (N1), das durch wechselndes Einnicken und kurze Wachmomente geprägt ist. Die Muskulatur entspannt sich zunehmend, es kann zu unkontrollierten

Muskelzuckungen kommen und die Augenbewegungen werden langsamer. Äußere Reize wie Geräusche oder Berührungen können leicht zum Aufschrecken führen – ein evolutionsbedingter Schutzmechanismus, der einst das schnelle Reagieren auf Gefahren ermöglichte. Diese Einschlafphase, auch als Schlaflatenz bezeichnet, dauert in der Regel 10 bis 15 Minuten. Eine regelmäßig verlängerte Einschlafzeit von über 30 Minuten kann auf eine Schlafstörung hindeuten.

Darauf folgt der leichte Schlaf (N2), während dem sich Atmung und Herzschlag verlangsamen und die Augenbewegungen seltener werden. Obwohl der Schlaf in dieser Phase stabiler ist, kann er weiterhin durch Licht oder Geräusche unterbrochen werden. In der EEG sind sogenannte Schlafspindeln und K-Komplexe zu erkennen – charakteristische Wellenmuster, die auf Lernprozesse und die Festigung des Kurzzeitgedächtnisses hinweisen.

Die nächste Phase ist der Tiefschlaf (N3), der durch langsame Delta-Wellen in der EEG gekennzeichnet ist. In diesem Stadium werden die Körperfunktionen auf ein Minimum reduziert: Puls und Blutdruck sinken, die Körpertemperatur erreicht ihren Tiefpunkt. In dieser Phase ist man am schwersten weckbar. Der Körper regeneriert sich intensiv – Zellen erneuern sich, das Immunsystem produziert neue Abwehrstoffe und Wachstumsprozesse laufen verstärkt ab. Deshalb ist der Tiefschlaf vor allem im Kindes- und Jugendalter besonders wichtig. Auch das Gehirn ist aktiv: Informationen aus dem Kurzzeitgedächtnis werden ins Langzeitgedächtnis überführt, während unnötige neuronale Verbindungen gelöscht werden. In einer Nacht werden etwa drei Tiefschlafphasen durchlaufen, vor allem in der ersten Nachthälfte. Die ersten beiden Phasen sind dabei am längsten und tiefsten und somit besonders erholsam.

Im Anschluss an den Tiefschlaf folgt über eine kurze Phase des leichten Schlafs die REM-Phase. Hier ist das Gehirn hochaktiv und zeigt ein ähnliches Muster wie im Wachzustand. Atmung, Herzfrequenz und

Blutdruck schwanken deutlich. In dieser Phase träumen wir – eine bewusste Erinnerung daran ist jedoch nur möglich, wenn wir währenddessen aufwachen. Das Träumen dient der Verarbeitung und Einordnung der Erlebnisse des Tages. Zudem verknüpft das Gehirn neue Informationen mit bereits vorhandenem Wissen, das zuvor im Tiefschlaf gespeichert wurde.

Das morgendliche Erwachen verläuft ähnlich wie das Einschlafen: Der Übergang zwischen Schlaf- und Wachzustand erfolgt allmählich. Wird das Aufwachen durch äußere Einflüsse erzwungen, dauert dieser Prozess meist länger als wenn der Körper nach ausreichender Schlafdauer von selbst wach wird (Schuh, 2022, S. 8–15). Bei gesunden Erwachsenen entfallen rund 55 bis 60 % der gesamten Schlafzeit auf die Schlafphasen N1 und N2. Der Tiefschlaf macht etwa 15 bis 25 % aus, während der REM-Schlaf rund 20 bis 25 % der Schlafdauer einnimmt (Stuck et al., 2018, S. 5). Ein Schlafzyklus, wie er soeben hier beschrieben wurde, dauert in der Regel 90 Minuten. In der ersten Nachthälfte sind längere Tiefschlafphasen ersichtlich als in der zweiten Nachthälfte. Die Schlafzyklen wiederholen sich vier- bis fünfmal während der gesamten Schlafdauer (Hirscher & Riemann, 2012, S. 41–55; Holzinger & Klösch, 2018, S. 18–20). Sobald der Schlafdruck nachlässt und die REM-Schlafphasen länger werden, wachen wir in der Regel erholt auf.

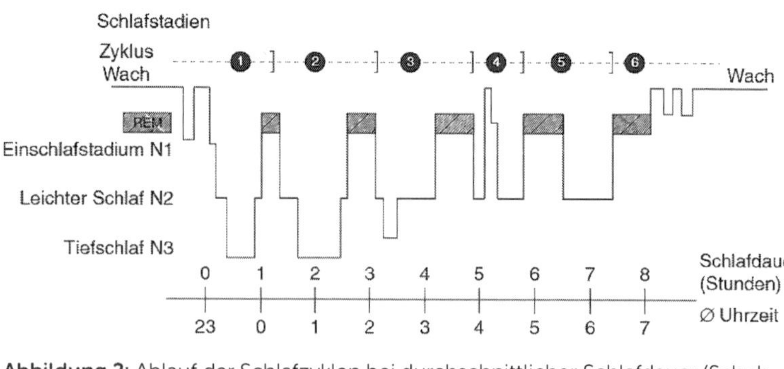

Abbildung 2: Ablauf der Schlafzyklen bei durchschnittlicher Schlafdauer (Schuh, 2022, S. 13)

Insbesondere für Pflegefachkräfte, die in unterschiedlichen Schichtdienstmodellen tätig sind, ist ein tieferes Verständnis von gesundem Schlaf bedeutsam. Vor allem wenn Pflegefachkräfte im Nachtdienst tätig sind, entfallen die relevanten Tiefschlafphasen, die für die Regeneration bedeutsam sind. Wichtige Aufgaben und Funktionen werden aber durch einen guten, tiefen Schlaf erfüllt.

Die Aufgaben und Funktionen des Schlafes lauten wie folgt (Benveniste et al., 2019, S. 747–758; Holzinger & Klösch, 2018, S. 29–56; Jason, 2012, S. 38–40):

- Gedächtnisfunktion: das Lern- und Erinnerungsvermögen wird gefördert
- Emotionsregulation: Verarbeitung von Stress und negativen Emotionen
- Immunsystem: Abwehrkräfte werden gestärkt
- „Müllentsorgung": das „glymphatische System", ein eigenes Abtransport-System des Gehirns, entsorgt Abfallprodukte des Gehirns
- Regeneration: Erholung und Aufbau von Energiespeichern

All diese Faktoren zeigen, wie Schlaf zu unserer Gesundheit beiträgt und dass er auch präventiv thematisiert werden sollte (Holzinger & Klösch, 2018, S. 54–60; Kleim, 2018, S. 14–17). Shriane et al. (2023, S. 10) fassen spezifische Empfehlungen zur Schlafhygiene für Personen zusammen, die im Schichtdienst tätig sind. Unter diesem QR-Code können Sie die Empfehlungen zur Schlafhygiene aufrufen, damit Sie Ihre Schlafgesundheit noch mehr fördern und unterstützen können:

4 Der Schichtdienst beeinflusst unseren biologischen Rhythmus

Die innere Uhr ist ungefähr in einem 24-Stunden-Rhythmus getaktet, weil der menschliche Organismus sich mit dem Tag-Nacht-Rhythmus synchronisiert. Die physiologischen Prozesse der inneren Uhr und die Veränderungen durch die Umwelt werden in Einklang mit dem 24-Stunden-Rhythmus der geophysischen Zeit auf der Erde gebracht. Veränderungen, die sowohl von außen durch die Umwelt als auch durch unser Verhalten gesteuert werden, beeinflussen den Tag-Nacht-Rhythmus. Zu diesen Veränderungen, den sogenannten Zeitgebern, zählen unter anderem Lichtquellen (natürlich und künstlich), Dunkelheit, Temperatur, Ruhe, körperliche Aktivität sowie Hunger- und Durstgefühle, die Nahrungsaufnahme und die damit einhergehenden Essenspausen (Alexy et al., 2021, S. 95–104; Morris et al., 2012, S. 337–358; Holzinger & Klösch, 2018, S. 23). Demnach wird der zirkadiane Rhythmus von inneren wie auch von äußeren Zeitgebern beeinflusst (Schmal, 2015, S. 51).

MERKE: Unsere innere Uhr folgt dem 24-Stunden-Rhythmus der geophysischen Zeit. Jedoch beeinflussen äußere Veränderungen und auch unser Verhalten den Takt der inneren Uhr.

Da es sich in etwa um einen 24-Stunden-Rhythmus handelt, wird von zirkadianen Rhythmen gesprochen. Untersuchungen zeigen, dass die Körpertemperatur, die Herzfrequenz und der Blutdruck dem zirkadianen Rhythmus unterliegen (Dibner et al., 2010, S. 517–549).

Der Haupttaktgeber für zirkadiane Rhythmen befindet sich im Gehirn und wird auch Masterclock genannt. Diese zentrale innere Uhr ist mit anderen Regionen im Gehirn verschaltet.

Die Masterclock koordiniert die physiologischen Prozesse wie die Nahrungszufuhr, die körperliche Aktivität, die Regulation des Blutdrucks und den Schlaf-Wach-Rhythmus. Im Körper befinden sich neben der Masterclock auch andere periphere Uhren („peripheral clocks" genannt). Zum Beispiel sind diese in der Leber, in der Bauchspeicheldrüse, im Herz sowie im Muskel- und Fettgewebe zu finden. Diese Uhren, die in nahezu allen Geweben im Körper vorhanden sind, folgen einem physiologischen Rhythmus (Alexy et al., 2021, S. 95–104).

Die Masterclock wird von außen über das Licht getaktet. Die Lichtsignale werden über spezielle Sinneszellen im Auge zur Masterclock übermittelt. Zwischen der Masterclock im Gehirn und den peripheren Uhren findet ständig eine hormonelle und neuronale Kommunikation statt. Dadurch beeinflusst die Masterclock die peripheren Uhren in ihrer Funktion.

MERKE: Die Masterclock und die peripheren Uhren werden von äußeren Taktgebern mitbeeinflusst. Einer der wichtigsten Taktgeber ist das Licht.

Der Wechsel von Tag und Nacht wirkt als Zeitgeber für den menschlichen Körper, auch wenn die Masterclock nicht exakt dem 24-Stunden-Rhythmus der geophysischen Zeit angepasst ist. Die Synthese von Melatonin – dem Schlafhormon – ist ebenfalls an der Synchronisation zirkadianer Funktionen beteiligt. Die Melatoninsekretion zeigt somit einen 24-Stunden-Rhythmus mit einem Anstieg in der Dunkelheit, also den Abendstunden, und einem morgendlichen Abfall. Das Licht fungiert deshalb als der wichtigste äußere Taktgeber, weil es die Melatoninsekretion unterdrückt. Die Messung des Melatonin-Spiegels gilt als „Gold-Standard" zur Bestimmung der Phasenlage der inneren Uhr (Alexy et al., 2021, S. 95–104; Holzinger & Klösch, 2018, S. 21–22).

Die traditionellen Abläufe, die sich am Tag-Nacht-Rhythmus orientieren, lösen sich heutzutage zunehmend auf. Die Arbeitszeiten und auch die Freizeitaktivitäten verschieben sich mehr in die finstere Tageszeit (Alexy et al., 2021, 96). Künstliche Lichtquellen, die durch das Licht von Bildschirmen und durch die Beleuchtung auf uns wirken, führen zu einer Verschiebung des Tag-Nacht-Rhythmus. Unter anderem der Frühdienst, der Nachtdienst und auch der Schichtdienstwechsel fördern die Desynchronisation der Masterclock und der peripheren Uhren. Jedoch können neben dem Licht auch andere Zeitgeber gezielt genutzt werden, um den zirkadianen Rhythmus positiv zu beeinflussen.

Darüber hinaus beeinflusst eine Angleichung des Schlaf-Wach-Rhythmus an das Essverhalten die zirkadiane Ausrichtung. Neben dem Tag-Nacht-Rhythmus stellt der Rhythmus der Nahrungsaufnahme einen wichtigen externen Taktgeber dar (Suter, 2019, S. 139–143; Alexy et al., 2021, S. 97). Die täglichen Mahlzeiten geben eine äußere Struktur vor, die auch im Schichtdienst auf den Körper wirkt. Das Frühstück, das Mittag- und Abendessen geben einen festen Rahmen in der Tagesplanung vor (Schmal, 2015, S. 52). Unregelmäßig zu essen, dabei Mahlzeiten auszulassen und je nach Verfügbarkeit Essen zu konsumieren, können zu einer Desynchronisation der Masterclock beitragen. Dies erhöht das Risiko für veränderten Schlaf, Übergewicht, Adipositas und chronische Erkrankungen (Suter, 2019, S. 139–143).

4.1 Jede Uhr tickt anders – der individuelle Chronotyp

Der Chronotyp stellt den bevorzugten Aktivitäts- und Schlafrhythmus an freien Tagen dar. Während die frühen Chronotypen, die Morgentypen, Aktivitäten zu frühen Tageszeiten bevorzugen, sind späte Chronotypen die Abendtypen, die vorwiegend am Abend aktiv sind. Die frühen Chronotypen werden auch umgangssprachlich als Lerchen und die späten Chronotypen als Eulen bezeichnet (Schmitting, 2018, M504).

Determinanten wie die genetische Prädisposition, das Alter und das Geschlecht sind für einen bestimmten Chronotyp ausschlaggebend (Ancoli-Israel et al., 2001, S. 831–840; Roenneberg et al., 2007, S. 429–438). So weisen Kinder einen frühen Chronotyp auf, wohingegen Adoleszente zu einem späten Chronotyp neigen. Frauen sind häufiger frühe Chronotypen im Vergleich zu Männern. Innerhalb jeder Altersgruppe sowie innerhalb der Geschlechter ist jedoch eine ähnliche Chronotypenverteilung zu beobachten.

Neben diesem chronobiologischen Verlauf in den verschiedenen Lebensphasen sind die Chronotypen zudem genetisch determiniert. Es gibt also durchaus Lerchen unter jungen Männern wie auch Eulen unter älteren Frauen (Roenneberg et al., 2004, R1038–R1039). Holzinger und Klösch (2018, S. 24) legen allerdings dar, dass etwa 70 % der Bevölkerung keine Tendenz in Hinblick auf den Früh- bzw. den Spättyp zeigen.

Der individuelle Chronotyp kann über Fragebögen eruiert werden. Hier geben Holzinger und Klösch (2018, S. 24) unter anderem den Morningness-Eveningness-Fragebogen von Griefahn et al. (2001) an:

- Morningness-Eveningness-Fragebogen (Morningness-Eveningness Questionnaire) von Griefahn et al. (2001). Zur Validität der deutschen Übersetzung des Morningness-Eveningness-Questionnaires von Horne und Östberg.

Anhand des Chronotyps lassen sich Rückschlüsse auf die interne biologische Zeit eines Individuums ziehen. Außerdem sind die Ernährungsgewohnheiten unter Berücksichtigung des individuellen chronobiologischen Typs unterschiedlich. Erwachsene mit einem späten Chronotyp weisen im Vergleich zu den frühen Chronotypen ein ungünstigeres Ernährungsmuster auf (Kanerva et al., 2012, S. 920–927; Baron et al., 2011, S. 1374–1381; Patterson et al., 2016, S. 715–726). Im

Detail nehmen die Personen mit spätem Chronotyp weniger Kohlenhydrate, Proteine und Ballaststoffe zu sich und konsumieren vor allem am Abend mehr Fette, Zucker und insgesamt mehr Nahrungsenergie (Baron et al., 2011, S. 1374–1381; Maukonen et al., 2017, S. 608–615). Im Kapitel „Die Ernährungsweise und die innere Uhr" wird auf diesen Punkt noch näher eingegangen, damit Sie bestimmte Ernährungsmuster vermeiden können.

4.2 Der soziale Jetlag

Wir alle kennen das Gefühl, wenn der Wecker zu früh läutet und wir noch gar nicht ausgeschlafen sind. Die innere Uhr des Körpers synchronisiert sich dann nicht mehr mit dem vorgegebenen sozialen Tag-Nacht-Rhythmus. Der soziale Jetlag entsteht, wenn es zu einer Diskrepanz zwischen dem individuellen Chronotyp und dem tatsächlichen Verhalten kommt. „Ursache für den sozialen Jetlag sind gesellschaftliche Verpflichtungen, die im Gegensatz zum individuellen Chronotyp, also der Präferenz für die Tageszeit des Schlaf- und Aktivitätsrhythmus, stehen" (Alexy et al., 2021, S. 97). Wenn die frühen Chronotypen in der Spätschicht am Abend aktiv sind oder die späten Chronotypen früh aufstehen, um im Frühdienst zu erscheinen, dann sprechen wir von einem sozialen Jetlag. Allerdings sind auch diejenigen, die keine klare Tendenz hinsichtlich des Chronotyps zeigen, vom sozialen Jetlag betroffen. Wir stehen zu früh auf oder gehen zu spät ins Bett, selbst, wenn wir weder Lerche noch Eule sind.

Der soziale Jetlag wurde als Begriff eingeführt, weil das Hin- und Herreisen zwischen den verschiedenen „Arbeitszeitzonen" einen dem Jetlag ähnlichen Zustand auslöst.

MERKE: Der soziale Jetlag entsteht, wenn Sie sich entgegen Ihres bevorzugten Schlaf-Aktivitäts-Rhythmus verhalten.

Arbeitszeiten können so auf zwei Zeitebenen betrachtet werden, nämlich der biologischen Innen- und Außenzeit eines Individuums. Der soziale Jetlag fördert mitunter das gesundheitliche Risiko und die Entwicklung bestimmter Erkrankungen (Alexy et al., 2021, S. 101).

5 Die Ernährungsweise und die innere Uhr

Die Ernährungsweise ist ein wesentlicher Taktgeber in Hinblick auf die zirkadianen Rhythmen im Körper. Es nehmen aber auch die Masterclock und die zahlreichen peripheren Uhren im Körper Einfluss auf das Hunger-Sättigungs-System.

Sowohl das zentrale Sättigungshormon Leptin als auch das Hungerhormon Ghrelin unterliegen einem zirkadianen Rhythmus. Der Leptinspiegel im Blut steht proportional zur Körperfettmasse und liefert zudem Informationen über die aktuellen Fettspeicher und den Energiestatus im Körper. Denn Leptin wird von Fettzellen gebildet. Im Gehirn wirkt Leptin appetithemmend und führt zur Reduktion der Nahrungsaufnahme (Schell & Kleinridders, 2022, S. 179). Das Hungerhormon Ghrelin wird vorwiegend in der Magenschleimhaut gebildet und fördert die Nahrungsaufnahme. Eine negative Energiebilanz im Körper fördert die Ghrelinsekretion. Das bedeutet, wenn im Vergleich zum eigentlichen Energieverbrauch zu wenig gegessen wird, dann entwickeln Menschen mehr Hunger. Ein Essdrang wird ausgelöst, um die Energiedifferenz ausgleichen zu können. Zudem korreliert der Ghrelinspiegel im Blut eng mit dem Body-Mass-Index (Druce et al., 2006, S. 293–296). Das Hungerhormon Ghrelin wird vor einer Mahlzeit vermehrt ausgeschüttet. Nach einer Mahlzeit sinkt die Ghrelinkonzentration im Blut wieder ab. Allerdings hemmt der Schlaf einen erneuten Anstieg der Ghrelinkonzentration nach dem Abendessen (Shiiya et al., 2002, S. 240–244). Auch Ott et al. (2012, S. 1096–1100) bestätigen, dass die Ghrelin-Sekretion im Schlaf unterdrückt wird und nach dem Abendessen für gewöhnlich kein erneuter Anstieg des Hungerhormons Ghrelin entsteht.

Im Schichtdienst arbeiten Pflegefachkräfte gegen den Takt der inneren Uhr. Das begünstigt einen höheren Anstieg des Hungerhormons Ghrelin, während das Sättigungshormon Leptin absinkt (McHill et al., 2014, S. 17302–17307; Qian et al., 2019, S. 23809–23812). Molzof et al. (2022, S. 3–4) fanden heraus, dass Schichtarbeiter:innen höhere Ghrelinspiegel aufweisen als Tagarbeiter:innen. Das kann ein Grund sein, weshalb Schichtarbeiter:innen öfter zu energie- und zuckerreichen Produkten greifen.

In einer Studie von Bayon (2014) wird dies deutlich: Eine verkürzte Schlafdauer ist mit einem niedrigeren Leptin-Spiegel (15,5–18 % niedriger bei einer Schlafdauer von 5 anstatt 8 Stunden) und einem erhöhten Ghrelin-Spiegel (14,9–28 % höher bei einer Schlafdauer von 5 anstatt 8 Stunden) assoziiert (Bayon, 2014, S. 264–272). Sich gegen die innere Uhr zu verhalten, fördert demnach eine vermehrte Ausschüttung des Hungerhormons Ghrelin. Holzinger und Klösch (2018, S. 98) kamen zu dem Ergebnis, dass bei Schlafmangel hochkalorische, fetthaltige Speisen und Süßigkeiten häufiger verzehrt werden.

Einen weiteren Erklärungsansatz für das Verlangen nach energiereichen, zucker- und fetthaltigen Lebensmitteln verbunden mit der Nacht- und Schichtarbeit sowie der damit einhergehenden Desynchronisation des zirkadianen Rhythmus bietet die Neurowissenschaft. Schlafmangel beeinträchtigt die Verarbeitung von Reizen im Gehirn und aktiviert verstärkt das Belohnungssystem, insbesondere den Konsum hochkalorischer Nahrung. Zusätzlich gelten Störungen in der Funktion der Hypothalamus-Hypophysen-Nebennierenrinden-Achse sowie in der Kortisolregulation als mögliche Erklärungsfaktoren.

Greer et al. (2013) beschreiben, dass Schlafmangel mit Veränderungen in der neuronalen Aktivität einhergeht, die das Verlangen nach energiereichen Lebensmitteln verstärken. Dabei zeigt sich eine beeinträchtigte Funktion in Hirnregionen wie dem präfrontalen Kortex und der Insula, die für die Bewertung von Nahrungsmitteln verantwortlich sind. Gleichzeitig wird eine erhöhte Aktivierung der Amygdala festgestellt – einer subkortikalen Struktur, die bekanntermaßen eine Rolle bei Entscheidungsprozessen in Zusammenhang mit Nahrungsmitteln spielt.

Zudem begünstigt das Arbeiten im Schichtdienst, dass Schichtarbeiter:innen Mahlzeiten auslassen. Dies führt dazu, dass vermehrt Snacks zwischendurch gegessen werden, um die Mahlzeiten auszugleichen. Diese Snacks sind vermehrt süßer und fetthaltiger als bei Tagarbeiter:innen (Souza et al., 2019, S. 7; Meßmer et al., 2018, S. 234).

Über 70 % aller Pflegefachkräfte arbeiten auch nachts und können so nichts dagegen tun, gegen die innere Uhr zu arbeiten. Jedoch zeigt die folgende Studie einen wesentlichen Aspekt, den sie für sich nutzen können. Denn wann wir was essen, beeinflusst die innere Uhr und auch das Hunger-Sättigungs-System.

In der Studie von Jakubowicz et al. (2012, S. 323–331) wurden zwei Gruppen untersucht, deren Mahlzeitenportionen sowie Mahlzeitenzusammenstellungen unterschiedlich aufgeteilt wurden. Beide Gruppen aßen dieselbe Energiezufuhr über drei Mahlzeiten pro Tag verteilt. In der ersten Gruppe erhielten die Proband:innen ein kleines Frühstück mit einer geringeren Energie- und Nährstoffzufuhr sowie ein Mittag- und Abendessen, welches üppiger portioniert wurde. Im Vergleich dazu verzehrte die zweite Gruppe eine größere Frühstücksportion mit einem hohen Eiweiß- und Kohlenhydratanteil. Mittag- und Abendessen fielen dementsprechend etwas kleiner in der Portionsgröße aus, um dieselbe Energiezufuhr über den Tag verteilt zu gewährleisten. Das Hungerhormon Ghrelin wurde im Blut gemessen.

Ein wesentlicher Punkt wurde in dieser Studie deutlich: Die Proband:innen, die tagtäglich ein Frühstück mit einer geringeren Energie-, Eiweiß- und Kohlenhydratzufuhr eingenommen hatten, hatten im Verlauf des Tages ein weitaus größeres Verlangen nach süßen, fetthaltigen Produkten, kohlenhydrathaltigen Lebensmitteln und Fast Food. Obwohl beide Gruppen dieselbe Gesamtenergiezufuhr über die eingeplanten Mahlzeiten erhielten, spielte die Nährstoffzusammenstellung und die Energieverteilung eine entscheidende Rolle. Demnach fordert der Körper mehr Nahrungsenergie durch das Hungerempfinden ein, wenn zu Beginn des Tages weniger gegessen wurde. Darüber hinaus wurden weitere Parameter wie der Blutzuckerverlauf, der Insulinspiegel sowie ein Parameter zur Bestimmung der Insulinresistenz – der HOMA-Index – gemessen. Die Proband:innen mit der höheren Energie- und Nährstoffzufuhr morgens (im Vergleich zu abends) hatten weitaus bessere Werte.

Zudem zeigen Meta-Studien, dass der Frühstücksverzicht ein Faktor für eine insgesamt ungünstigere Lebensmittelauswahl und geringere körperliche Aktivität ist (Alexy et al., 2021, S. 95–104).

Diesen wichtigen Punkt können Sie für sich nutzen. Eine regelmäßige Mahlzeitenhäufigkeit beginnend mit einem nährstoffreichen Frühstück reduziert Essensgelüste und Hungergefühle. Wenn Sie bereits zum Frühstück ausreichend essen, fällt das Abendessen womöglich weniger üppig aus. Große Portionen am Abend zu essen, birgt auch das Risiko, mehr Gewicht zu generieren. Zwei Studien weisen darauf hin, dass große abendliche Portionen mit einer höheren Prävalenz für Übergewicht und Diabetes Mellitus einhergehen (Garaulet et al., 2013, S. 604–611; Maukonen et al., 2019, S. 27–41).

MERKE: Nährstoffreiche Mahlzeiten mit einer ausreichenden Kohlenhydrat- und Eiweißmenge reduzieren Essensgelüste und Heißhungergefühle.

Zudem unterstützt eine ballaststoffärmere Ernährungsweise mit einer höheren Zufuhr an Fett sowie Zucker einen leichteren, weniger erholsamen Schlaf (St-Onge et al., 2016, S. 19–24). Unzureichende Schlafdauer, Schwierigkeiten beim Ein- und Durchschlafen sowie

Nachtdienste beeinflussen die Energiezufuhr und die Nahrungsmittelauswahl. Doch auch unsere Ernährungsgewohnheiten, die Mahlzeitenzusammenstellung und der Zeitpunkt der Nahrungsaufnahme nehmen Einfluss auf die innere Uhr und somit auf die Schlafqualität.

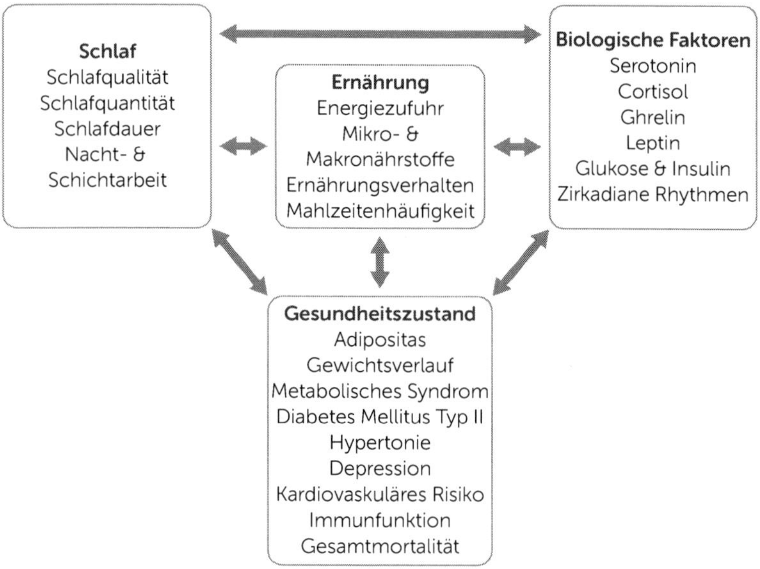

Abbildung 3: Zusammenhang zwischen Ernährung und Schlafphysiologie, modifizierte Darstellung nach Frank (2017, S. 2)

Der Glukosestoffwechsel ist ein weiterer natürlicher zirkadianer Rhythmus. Das Hormon Insulin wird durch die pankreatischen ß-Zellen in der Bauchspeicheldrüse ausgeschüttet, wenn der Blutglukosespiegel ansteigt. D as Essen wird in einzelne Nährstoffbausteine verdaut, unter anderem auch die Kohlenhydrate (z. B. Glukose). Die Kohlenhydratbausteine werden im nächsten Schritt über die Dünndarmschleimhaut an das Blut abgegeben, weshalb der Blutzucker nach dem Essen ansteigt. Die Bauchspeicheldrüse gibt sofort Insulin an die Blutbahn ab, damit das Insulin das „Tor" zur Zelle öffnen kann und die Kohlenhydratbausteine in der Zelle verbrannt werden können.

Insulin bewirkt somit, dass in insulinabhängigen Zellen die Glukose für die Energieverbrennung aufgenommen wird. Doch insbesondere die tendenziell verminderte Insulinsensitivität am Abend begünstigt eine reduzierte Glukosetoleranz trotz erhöhter Insulinspiegel (Poggiogalle et al., 2018, S. 11–27). Das bedeutet, dass die Kohlenhydratbausteine im Blut abends langsamer in die Zellen aufgenommen werden, weil das Insulin schlechter wirkt. Dadurch entstehen am Abend höhere Blutzuckerwerte im Vergleich zu einer früheren Tageszeit. Demnach bleiben die Glukose und das Insulin abends länger im Blut.

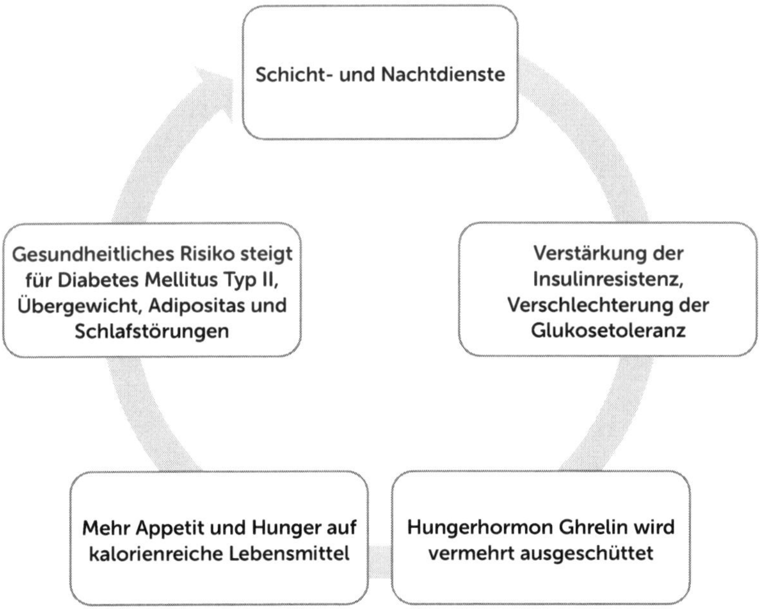

Abbildung 4: Zusammenhang zwischen Schichtdiensten und gesundheitlichem Risiko (eigene Darstellung)

Das Arbeiten gegen den zirkadianen Rhythmus fördert eine gestörte Glukosetoleranz und ist mit einer Insulinresistenz assoziiert (Briancon-Marjollet et al., 2015, S. 3; Ulhoa et al., 2015, S. 5; Molzof et al., 2022, S. 3–5). Proband:innen einer Studie, die sich vorübergehend gegen die innere Uhr verhielten, zeigten sowohl erhöhte postprandiale Glukosespiegel als auch eine verringerte Insulinsensitivität (Depner et al., 2014, S. 14). Durch diese zirkadiane Fehlausrichtung wird die gestörte Glukosetoleranz am Abend verstärkt und das Risiko für Diabetes Mellitus Typ II, Übergewicht und Schlafstörungen steigt.

MERKE: Gegen die innere Uhr zu arbeiten, fördert höhere Glukose- und Insulinwerte, weshalb das Risiko für Prädiabetes und Diabetes Mellitus Typ II bei Pflegefachkräften erhöht ist.

Unsere Ernährungsgewohnheiten beeinflussen nachhaltig auch die Schlafqualität und die Schlafdauer. Eine zu hohe sowie eine zu geringe Nahrungszufuhr können zu einem schlechten Schlaf führen. Bei Schlafmangel werden häufiger energiereiche, fette Mahlzeiten sowie Süßigkeiten konsumiert (Holzinger & Klösch, 2018, S. 173). Der Schlaf und die Ernährungsweise determinieren sich gegenseitig und nehmen so direkt Einfluss auf den gesundheitlichen Status (Anzinger, 2020, S. 34).

6 Das egoistische Gehirn und der Energiestoffwechsel

Was ist eigentlich das egoistische Gehirn? Hier wird Bezug auf die Selfish-Brain-Theorie genommen, die von Achim Peters 1998 begründet wurde. Die Theorie basiert bereits auf über 12 000 Publikationen und zahlreichen experimentellen Studien (Biesalski et al., 2018, S. 65).

Die Selfish-Brain-Theorie beschreibt die Fähigkeit des Gehirns, die Energieversorgung im Körper so zu regeln, dass sie vorrangig den eigenen, hohen Bedarf deckt. Das Gehirn verhält sich gegenüber dem Organsystem und dem Körper egoistisch, daher der Name Selfish-Brain-Theorie. Durch die Selfish-Brain-Theorie konnten neuartige Erklärungsansätze im Hinblick auf die Veränderungen der Körperzusammensetzung und die Entstehung von Übergewicht und Adipositas formuliert werden.

Das Gehirn hat eine hierarchische Sonderposition im menschlichen Energiestoffwechsel. Im Vergleich zu allen anderen Organ- bzw. Gewebssystemen im Körper verbraucht es in Korrelation zur Masse weitaus mehr Energie.

Das Gehirn, welches 2 % des Körpergewichtes ausmacht, verbraucht 20–25 % des Gesamtenergiebedarfs. Auch die Grundmuskulatur weist mit 20–22 % des Gesamtenergieverbrauchs einen ähnlichen Energieverbrauch auf. Allerdings liegt der prozentuale Anteil der Muskelmasse im Verhältnis dazu bei 40 % des Körpergewichtes (Biesalski et al., 2018, S. 65; Schlieper, 2019, S. 17).

Das menschliche Gehirn verfügt über 86 Milliarden Nervenzellen. Jede Nervenzelle benötigt Energie für die Informationsverarbeitung in Form von Glukose. Das bedeutet, dass das menschliche Gehirn im

Schnitt 516 kcal pro Tag verbrennt, damit 86 Milliarden Neuronen versorgt werden können (Herculano-Houzel, 2011, S. 1–9).

Die Glukose (Kohlenhydrate) ist somit der Hauptnährstoff für das Gehirn. Um den Energiebedarf des Gehirns über Glukose abdecken zu können, benötigen wir durchschnittlich 125–130 g Glukose pro Tag. Das entspricht der Energiezufuhr von 516 kcal einer normalgroßen Portion Mittagessen (Herculano-Houzel, 2011, S. 1–9). Neuronen (Nervenzellen) können keine Glukose speichern, im Gegensatz zur Leber bzw. zur Muskulatur, die Glykogen lagern können. Deswegen ist das Gehirn abhängig von der zirkulierenden Blutglukose. Dadurch nimmt das Gehirn 60 % der Glukose, die im Blutkreislauf transportiert wird, auf. Damit die Energieversorgung für das Gehirn gesichert ist, sorgt ein komplexes Hormonsystem für die Aufrechterhaltung der Energie- und Glukosehomöostase im Körper.

Die hierarchische Position des Gehirns wird vor allem dann deutlich, wenn Menschen an Nahrungsknappheit leiden. Nahrungsmangel führt zu einer einschneidenden Umverteilung der Energieressourcen im Körper. Im Zustand der extremen Nahrungsknappheit nehmen vor allem zunächst die Grundmuskulatur sowie auch Organzellen ab, erst in letzter Instanz auch das Gehirn. Während einer Nahrungsknappheit entwickelt sich so eine Konkurrenz zwischen dem Energiebedarf des Gehirns und dem des restlichen Körpers (Biesalski et al., 2018, S. 65). Eine hormonelle Kaskade entsteht, einhergehend mit einer für das Gehirn günstigeren Energieverteilung, wenn Menschen über einen längeren Zeitraum psychosozialen Stressbelastungen ausgesetzt sind (Arbeitsunsicherheit, Stressbelastungen, Beziehungsprobleme, Armut). Nahrungsunsicherheit und Nahrungsknappheit sind auch externe Stressfaktoren und fördern zudem die priorisierte Energieverteilung im Körper.

BEISPIEL AUS DEM PFLEGERISCHEN ALLTAG

Wenn Sie im Frühdienst tätig sind und das Frühstück aus Zeitgründen auslassen, dann entsteht einerseits eine kurzweilige Nahrungsknappheit im Körper und andererseits fördert der psychosoziale Stress einen höheren Energieverbrauch im Gehirn. Während der Zeitspanne bis zur ersten Mahlzeit gegen Mittag fungiert der Körper als Energiequelle für das Gehirn.

Wenn wir Stress erleben, sind wir wachsamer und fokussierter. Das Gehirn verbraucht aufgrund der gesteigerten Informationsverarbeitung mehr Energie. Das bringt evolutionär gesehen wesentliche Vorteile mit sich. Wenn vorrangig das Gehirn mit Nährstoffen versorgt wird, dann können dadurch Strategien gefunden werden, die Nahrungsknappheit aufzulösen. Diese überlebensnotwendige und zugleich energieraubende Strategie hat jedoch für den menschlichen Körper Nachteile. Wenn wiederholt und über längere Zeiträume hinweg nach geeigneten Lösungswegen und Strategien gesucht wird, die jedoch das Problem nicht lösen, hat dieses Verhalten für den Menschen signifikante körperliche und psychische Folgen (Biesalski et al., 2018, S. 65).

In einem umfangreichen ernährungsmedizinischen Fachbuch beschreiben Biesalksi et al. (2018, S. 68), dass der chronische psychosoziale Stress sowohl eine Änderung der Fettverteilung im Körper begünstigt als auch das Risiko für kardio-vaskuläre Ereignisse steigen lässt. Stress wird hier als ein Zustand einer erhöhten zerebralen Energieverbrennung beschrieben. Dieser Zustand kommt auf, wenn sich Menschen unsicher fühlen, wie sie zukünftig ihr physisches, mentales und soziales Wohlbefinden wiederherstellen können. Hierbei werden drei Stressereignisse unterschieden:

- Der „gute" Stress: Der Mensch kann den Stress überwinden, die angestrebte Sicherheit erreichen und erfährt dadurch eine Selbstwertsteigerung.

- Der „tolerierbare" Stress: In diesem Zustand kann der Mensch die Unsicherheit nicht auflösen. Jedoch kann sich die betroffene Person mithilfe von Puffermechanismen wie Habituation (= Anpassung), Bewältigungsstrategien und sozialer Unterstützung stabilisieren.
- Der „toxische" Stress: Die zuvor beschriebenen Puffermechanismen reichen nicht mehr aus und das Individuum ist von physischer und mentaler Morbidität und erhöhter kardiovaskulärer Mortalität bedroht.

In der folgenden Auflistung ist ersichtlich, welche körperlichen Reaktionen unter Stress ausgelöst werden können (Kaluza, 2015):

Akute körperliche Reaktionen unter Stress	Mögliche Folgen von chronischem Stress
▸ Aktivierung und Durchblutung des Gehirns ▸ reduzierter Speichelfluss, trockener Mund ▸ Erweiterung der Bronchien, Atembeschleunigung ▸ Schwitzen ▸ erhöhte Muskelspannung, verbesserte Reflexe ▸ erhöhter Blutdruck, schnellerer Herzschlag ▸ Energiebereitstellung (Glukose, Fette) ▸ Hemmung der Verdauungstätigkeit und der Energiespeicherung ▸ Erhöhung der Gerinnungsfähigkeit des Blutes ▸ kurzfristig erhöhte Schmerztoleranz ▸ kurzfristig erhöhte Immunkompetenz	▸ Störungen der kognitiven Leistungsfähigkeit und der Gedächtnisfunktion ▸ Tinnitus, Hörsturz, erhöhter Augeninnendruck ▸ Atemstörungen ▸ Muskelverspannungen, Kopf- und Rückenschmerzen ▸ Bluthochdruck, koronare Herzerkrankung, Gefäßverengungen, Infarkt ▸ erhöhte Blutfette, erhöhtes Diabetesrisiko ▸ Magen-Darm-Beschwerden ▸ Zyklusstörungen, Potenzstörungen ▸ Schlafstörungen ▸ verminderte Schmerztoleranz ▸ häufige Infekte, Auto-Immun-Erkrankungen

Abbildung 5: Akute körperliche Reaktionen unter Stress und mögliche Folgen von chronischem Stress (Kaluza, 2015)

Durch die genetische Prädisposition reagieren Menschen unterschiedlich auf die drei angeführten Stressereignisse. Die Theorie von Achim Peters unterscheidet zwischen 2 Phänotypen: 2/3 der Menschen habituieren und passen sich an und 1/3 der Menschen habituiert nicht und zeigt keine Änderung der Stressbewältigung. Jene Menschen, die sich aufgrund der genetischen Disposition anpassen, zeigen eine wiederholungsinduzierte Abschwächung der Stressreaktion auf körperlicher und emotionaler Ebene. Dadurch entwickeln diese Menschen im Laufe der Zeit eine niedrigere Stressaktivität. Die Menschen, die sich aufgrund der genetischen Veranlagung nicht anpassen können, zeigen keine Abschwächung der Stressreaktionen und behalten die hohe Stressaktivität bei. Bei beiden Phänotypen ergeben sich körperliche und psychische Konsequenzen:

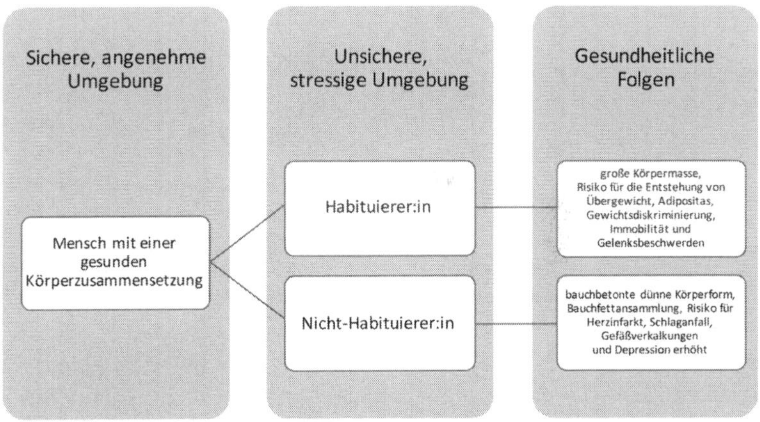

Abbildung 6: Gesundheitliche Folgen in einer unsicheren Umgebung, eigene, modifizierte Darstellung nach Biesalski et al. (2018, S. 69)

Die beiden Phänotypen unterscheiden sich in der Fließgeschwindigkeit des Blutes, der Entstehung von Atherosklerose, dem Risiko kardiovaskulärer Ereignisse, der Körperfettverteilung und dem Gewichtsverlauf.

- Menschen, die keine Anpassungsreaktion hinsichtlich einer Stressreaktion zeigen, entwickeln eine dünnere, bauchbetonte Körperform einhergehend mit einer Zunahme an viszeralem Fettgewebe (Bauchfettverteilung). Das Risiko für kardio-vaskuläre Ereignisse wie einen Herzinfarkt oder Schlaganfall ist bei diesem Phänotyp erhöht.
- 2/3 der Menschen zeigen eine wiederholungsinduzierte Abschwächung der Stressreaktion, indem sie habituieren. Dieser Phänotyp entwickelt im Zuge dessen durch Appetit und Hungergefühle ein höheres Gewicht bzw. eine hohe Körpermasse. Arthrose, Immobilität und Gelenksbeschwerden sind unter anderem Erkrankungen, die hier auftreten können (Biesalski et al., 2018, S. 69).

6.1 Die Nicht-Habituierer:innen – Entstehung der dünneren, bauchbetonten Körperform

Wenn der Mensch sich in einer unsicheren und stressigen Umgebung wiederfindet, entsteht zwangsläufig die Frage: Welche Strategien können umgesetzt werden, damit das zukünftige physische, mentale und soziale Wohlbefinden sichergestellt wird?

Stress entsteht dann, wenn der Mensch auf diese Frage keine wirksamen Lösungswege findet. In dieser Stresssituation befindet sich der Mensch in einem fokussierten und wachsamen Zustand, um die unangenehme, unsichere Situation auflösen zu können. Die zerebrale Informationsverarbeitung verbraucht enorm viel Energie. Hierbei fordert das Gehirn, also die Nervenzellen, mehr Glukose aus dem Blutkreislauf an, um den Informationsfluss verarbeiten zu können. Das sympathische Nervensystem wird aktiviert, wenn wir uns gestresst fühlen. Zudem wird die Blutflussgeschwindigkeit erhöht, sodass mehr Glukose zu den Nervenzellen im Gehirn ziehen kann (Biesalski et al., 2018, S. 69).

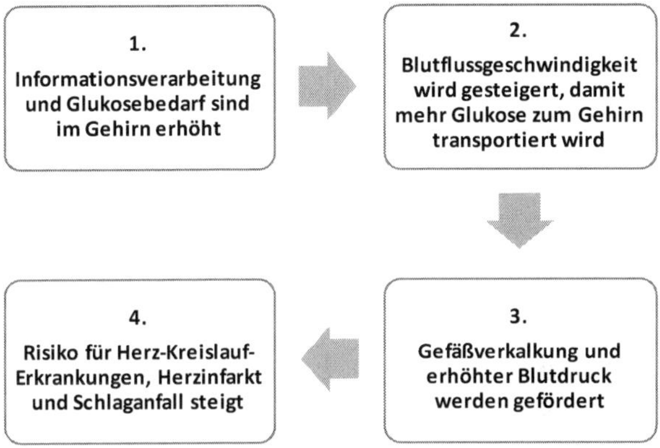

Abbildung 7: Physiologische Zusammenhänge zwischen höherer Stressaktivität und dem Risiko für Herz-Kreislauf-Erkrankungen bei der Nicht-Habituiererin (eigene Darstellung)

Das Fettgewebe im menschlichen Körper wird grob unterteilt in das subkutane und das viszerale Fettgewebe. Das subkutane Fett, welches im Unterhautfettgewebe aufgebaut wird, weist ein niedriges Risiko für die Entwicklung von Herz-Kreislauf-Erkrankungen auf. Das viszerale Fett (das innere Bauchfettgewebe) befindet sich vorwiegend zwischen den Organen und im Bauchraum und wird in Zusammenhang mit einem hohen Risiko für die Entstehung von Herz-Kreislauf-Erkrankungen gebracht (Biesalski et al., 2018, S. 67). Bei psychosozialem Stress fordert das Gehirn immer wieder Fettsäuren aus dem subkutanen und aus dem viszeralen Fettgewebe an. Hierbei entwickelt sich eine viszerale Fettakkumulation – die bauchbetonte Fettansammlung. Eine hormonelle Kaskade aus dem Hungerhormon Neuropeptid Y und dem körpereigenen Stresshormon Kortisol bewirkt die Bildung neuer Gefäße im Fettgewebe am Bauch. Zudem werden am Bauch mehr Fettzellen (Adipozyten) gebildet. Denn ein Teil der Fettsäuren aus dem Bauchfett wird in der Leber zu Ketonkörpern umgewandelt, damit das Gehirn neben der Glukose auch Ketonkörper zur Energieverbrennung erhalten kann. Die Nervenzellen bevorzugen Glukose als Hauptenergiesubstrat, können nach Bedarf aber auch auf Ketonkörper für die Energieverbrennung zurückgreifen. Das Gehirn möchte im Notfall auch auf eine weitere Energiequelle setzen können, wenn die Versorgung über Glukose zu knapp wird. Über diese physiologischen Abläufe führt psychosozialer Stress zum Aufbau viszeraler Fettdepots (inneres Bauchfett). Dadurch profitiert erneut das Gehirn, auch wenn eine dünnere, bauchbetonte Körperfigur entsteht (Biesalski et al., 2018, S. 71).

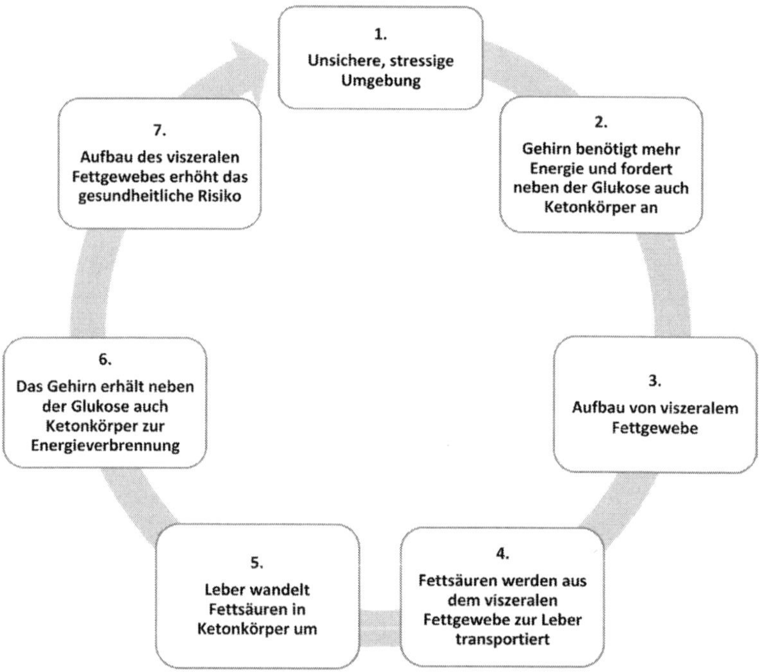

Abbildung 8: Aufbau des viszeralen Fettgewebes bei der Nicht-Habituiererin in Bezug auf die Selfish-Brain-Theorie von Achim Peters (eigene Darstellung)

Zusammenfassend kann eruiert werden, dass die Energieversorgung im Gehirn durch folgende Punkte aufrechterhalten wird (Biesalski et al., 2018, S. 70):

- Steigerung der Herzfrequenz und der Blutflussgeschwindigkeit
- Erhöhung der Glukosezufuhr und -versorgung für das Gehirn
- Bereitstellung einer weiteren Energiequelle durch die Bildung von Ketonkörpern
- Aufbau des viszeralen Fettdepots

Allerdings gehen diese Notfall-Strategien des Gehirns und des Körpers mit einigen Nachteilen einher. Durch die erhöhte Blutflussgeschwindigkeit entsteht an den Gefäßwänden mehr Reibung, die die Entwicklung der Arteriosklerose (Gefäßverkalkungen) fördert. An den Gefäßinnenwänden setzen sich mehr Cholesterin-Partikel (z. B. die Low Density Lipoprotein-/LDL-Partikel) ab, um den Druck in den Blutgefäßen aufrechtzuerhalten. Ein engerer Durchmesser in den Blutgefäßen lässt das Blut auch schneller fließen. Die Gefäße werden enger durch Plaque, die sich an den Gefäßinnenwänden durch das Cholesterin bildet. Im Falle einer zu langanhaltenden Stresssituation erhöht sich das Risiko für eine Plaqueruptur und im weiteren Verlauf steigt die Wahrscheinlichkeit für Schlaganfälle und Herzinfarkte. Ein weiterer wichtiger Aspekt ist die Entwicklung eines erhöhten Blutdrucks. Die Herzfrequenz pumpt mehr Glukose zu den Nervenzellen, daraus resultiert dieser.

MERKE: Das Gehirn verbraucht mehr Energie, wenn Stressbelastungen aufkommen. Damit das Gehirn besser mit Energie versorgt wird, entsteht eine höhere Herzfrequenz. Die Entwicklung der Hypertonie sowie das Risiko für kardiovaskuläre Ereignisse werden dadurch gefördert.

Menschen, die sich nicht anpassen, spüren wenig Appetit bzw. Hunger, wenn sie psychosozialen Stress erleben. Dadurch entsteht ein dünnerer Phänotyp mit einer bauchbetonten Figur (Biesalski et al., 2018, S. 70). Chronischer bzw. wiederkehrender Stress beeinflusst das Hunger- und Sättigungssystem und somit auch das Essverhalten der

Menschen. Dadurch entstehen gesundheitliche Folgen, um den Energiestoffwechsel im Gehirn und im Körper aufrecht zu erhalten.

Anhand eines realitätsnahen Beispiels soll aufgezeigt werden, wie eine Konkurrenz der Energiebereitstellung im Alltag schnell entstehen kann. Das Beispiel entspricht dem Essalltag einer Pflegefachkraft, die nicht habituiert und zur Appetitlosigkeit neigt.

Tabelle 1: Realitätsnahes Beispiel – Essalltag in der Pflege

Essens- und Dienstzeiten	Dienst- und Essalltag	Anmerkungen
4.50 Uhr	Aufstehen	
5.00 Uhr	Keine Zeit zum Frühstücken	Frühstück wird ausgelassen
5.30 Uhr oder 6.00 Uhr	Dienstbeginn & Übergabe Kaffee wird getrunken	Der Dienst ist stressig, da das pflegerische Team unterbesetzt ist, das Arbeitspensum ist hoch
10.00 Uhr	Keine Pause Schnell einen Kaffee trinken	Appetitlosigkeit
14.00 Uhr	Übergabe & Dienstschluss	Pflegefachkraft fühlt sich erschöpft und energielos. Durst- und Hungergefühle werden nicht gespürt
Zwischen 14.30 und 15.00 Uhr	Schnelles Mittagessen Kleine Portion Nudelgericht mit Tomatensoße und Schafskäse	Appetitlosigkeit, da so kurz nach dem Dienst der Stresslevel noch zu hoch ist
19.00 Uhr	Kleine Portion Abendessen Gemüsesuppe mit 1–2 Scheiben Brot mit Käse und Aufstrich	Etwas mehr Appetit bzw. mehr Hunger
21.00 Uhr		Pflegefachkraft fühlt sich müde
22.00 Uhr	Schlafenszeit	

Anhand dieses Beispiels wird ersichtlich, dass Appetit bzw. Hunger erst dann aufkommen, wenn sich die Pflegefachkraft entspannen kann. Während der akuten Stresssituation, die über mehrere Stunden anhält, fällt es dieser Person schwer, etwas zu essen. Häufig vergessen diese Personen auf das Essen und Trinken. Darüber hinaus wird der Nährstoff- und Energiebedarf nicht abgedeckt, sodass es zwangsläufig zu einer Konkurrenz zwischen der Energieversorgung des Gehirns und des Körpers kommen muss.

6.2 Die Habituierer:innen und das Adipositas-Paradoxon

Habituierer:innen, die sich an wiederholte Stresssituationen anpassen können, unterscheiden sich wesentlich von Nicht-Habituierer:innen. Bei Habituierer:innen wird im Frontallappen im Gehirn die neuronale Stressweiterleitung unterbrochen. Das Gehirn erfährt eine niedrigere Stressweiterleitung und verbraucht dadurch weniger Glukose im Vergleich zu den Menschen, die sich aufgrund der genetischen Disposition nicht an die Stressreaktion anpassen können. Dadurch ist das Risiko für die Entwicklung von Bluthochdruck, Gefäßverkalkungen, die Entstehung kardio-vaskulärer Ereignisse sowie das Mortalitätsrisiko geringer, weil die Blutflussgeschwindigkeit auch nicht erhöht werden muss. Stattdessen haben die Menschen mehr Appetit und Hunger, sodass die Energieversorgung mehr über das Essen bereitgestellt wird. Hier entsteht ein wesentlicher Nachteil: Menschen, die in Bezug auf ihren genetischen Phänotyp habituieren, weisen generell ein höheres Gewicht auf. Denn die zerebrale Energieanforderung des Gehirns ist schwächer. Wenn über das Essen ausreichend viel Energie für den Körper und für das Gehirn zur Verfügung steht, dann ist demnach keine Konkurrenz innerhalb der Körper- und Nervenzellen gegeben. Damit die Gehirnfunktion erhalten bleibt, wird mehr gegessen. Menschen, die habituieren, entwickeln in Stresssituationen aber keine vergleichbar großen viszeralen Fettdepots, auch wenn das Gewicht höher ist. Gewicht ist nicht alleinig ausschlaggebend für die körperliche Gesundheit (Biesalski et al., 2018, S. 71–72).

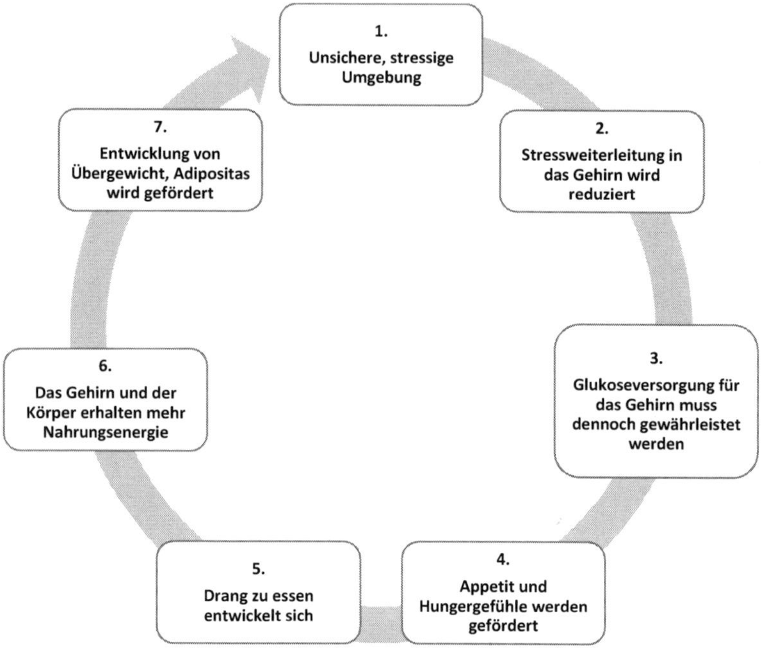

Abbildung 9: Physiologische Vorgänge bei Habituierer:innen in Bezug auf die Selfish-Brain-Theorie von Achim Peters (eigene Darstellung)

In Tabelle 2 wird gezeigt, wie ein Essalltag aussehen kann, wenn die Person in Bezug auf die Stresssituation habituiert. Auch Schmal (2015, S. 73) beschreibt in seinen Ausführungen den Essalltag einer Pflegefachkraft, die öfters zwischendurch energiereiche Nahrungsmittel isst.

Tabelle 2: Beispiel Essalltag im Frühdienst

Essens- und Dienstzeiten	Dienst- und Essalltag	Anmerkungen
4.50 Uhr	Aufstehen	
5.00 Uhr	Keine Zeit zum Frühstücken	Frühstück wird ausgelassen, sodass eine zu lange Essenspause entsteht
5.30 Uhr oder 6.00 Uhr	Dienstbeginn & Übergabe Kaffee wird getrunken	Pflegefachkraft fühlt sich etwas müde
8.00 Uhr	Ein Müsli mit Naturjoghurt wird gegessen	Schnelle Kalorienaufnahme aufgrund der Essensgelüste
10.00	Pause: Die Pralinen werden gegessen, die im Dienstzimmer herumliegen	Im Stress wird schnell auf energiereiche Nahrungsmittel zurückgegriffen
14.00 Uhr	Übergabe & Dienstschluss	
Zwischen 14.30 und 15.00 Uhr	Schnelles Mittagessen: Eine kleine Portion Nudeln mit Tomatensoße und Schafskäse	Etwas Hunger direkt nach dem Dienst
19.00 Uhr	Große Portion Abendessen: 2–3 Scheiben Brot mit Käse, Wurst, gekochtem Ei und Aufstrich	Hungergefühle kommen auf. Nach dem Abendessen leichtes Sättigungsgefühl
21.00 Uhr	Kaltes Abendessen: Je nachdem, was der Kühlschrank hergibt: Käse, Aufstriche und Brot. Genussmittel wie Chips, Erdnüsse und salzige Snacks werden ebenfalls gegessen	Essensgelüste nach dem Abendessen kommen erneut auf
22.00 Uhr	Schlafenszeit	

In diesem Beispiel ist ersichtlich, dass immer wieder Hungergefühle und Essensgelüste aufkommen. Der Körper erhält jedoch erst ab 14.30 Uhr ein nährstoffreiche und vor allem eine sättigende Mahlzeit. Zu lange Essenspausen fördern die hormonelle Kaskade, die in der Selfish-Brain-Theorie beschrieben wird. Mehr Hungerhormone werden ausgeschüttet, sodass die Pflegefachkraft in diesem Beispiel einen Drang zu essen entwickelt. Allerdings ist das ein Fallbeispiel und spiegelt nicht exakt die Realität aller Menschen wider, die in der Pflege tätig sind. Dafür ist der Essalltag der Menschen zu unterschiedlich. Auch Pflegefachkräfte, die für ihre Körpergröße ein höheres Gewicht aufweisen, können Appetitlosigkeit empfinden, wenn der psychosoziale Stress zu groß ist.

Ein höheres Gewicht wird oft in Zusammenhang mit der Entwicklung von vielen Erkrankungsbildern gebracht, u. a. Bluthochdruck, Herz-Kreislauf-Erkrankungen und Diabetes Mellitus. Die Normalisierung des Körpergewichts wird deshalb empfohlen (Biesalski et al., 2018, S. 619; Höfler & Sprengart, 2018, S. 343). Hier sollte ein wesentlicher Aspekt verdeutlicht werden: Eine Diät zu halten, ist eine Form der Nahrungsrestriktion und der Nahrungsknappheit. Jo-Jo-Effekte (Weight-Cyling) sind bei diäthaltenden Menschen vorprognostiziert (Mann et al., 2007, S. 220–233; McGuire et al., 1999, S. 177–185). Auch eine aktuellere Studie von Jacquet et al. (2020, S. 1243–1253) kam zu dem Ergebnis, dass Weight-Cycling (Jo-Jo-Effekte nach der Gewichtsreduktion) sowie die Zunahme an Fettmasse durch Diäten gefördert werden.

MERKE: Zusammengefasst fördert eine zu drastische Kalorienrestriktion eine hormonelle Kaskade, die zu einer Verschlechterung der Körperzusammensetzung führt.

Das Ziel dieses Leitfadens ist es also nicht, eine Lösung für ein erfolgreiches Gewichtsmanagement zu vermitteln. Stattdessen soll dieser Leitfaden als Fahrplan fungieren, um gesundheitsförderndes Verhalten langfristig umzusetzen.

7 Die schlafgesunde Ernährung

Eine ausgewogene Ernährung fördert die Schlafqualität. Die regelmäßige Mahlzeitenfrequenz bildet das Fundament für eine schlafgesunde Ernährung.

Der pflegerische Alltag kann mitunter herausfordernd und stressig sein. Dies wird auch im Buch von Franziska Böhler und Jarka Kubsova (2020) „I'm a nurse. Warum ich meinen Beruf als Krankenschwester liebe – trotz allem" in verschiedenen Bereichen der Pflege ausführlich beschrieben. Der Stress und der Schlafmangel beeinflussen unser Essverhalten und auch unsere Essensentscheidungen. Kalorienreiche, fette und süße Lebensmittel werden vermehrt bei Schlafmangel verzehrt. Üppige, fettreiche Mahlzeiten am Abend lassen uns jedoch schlechter schlafen, da der Körper mit der Verdauung und Resorption der Nährstoffe beschäftigt ist. Insbesondere am Abend und in der Nacht ist zudem die Verdauungsleistung reduziert (Holzinger & Klösch, 2018, S. 173; Riemann et al., 2017, S. 11). Darüber hinaus ist die Zusammensetzung der eingenommenen Mahlzeiten für einen gesunden Schlaf sowie für den gesundheitlichen Status relevant. Es wird empfohlen, ein eiweißreiches und kohlenhydratarmes Abendessen anstelle einer üppigen und fetthaltigen Mahlzeit einzuplanen (Holzinger & Klösch, 2018, S. 92).

Zudem schlafen wir auch schlechter, wenn wir hungrig sind. Demnach sind sowohl ein voller Magen als auch ein hungriger Körper nicht besonders schlaffördernd (Holzinger & Klösch, 2018, S. 173).

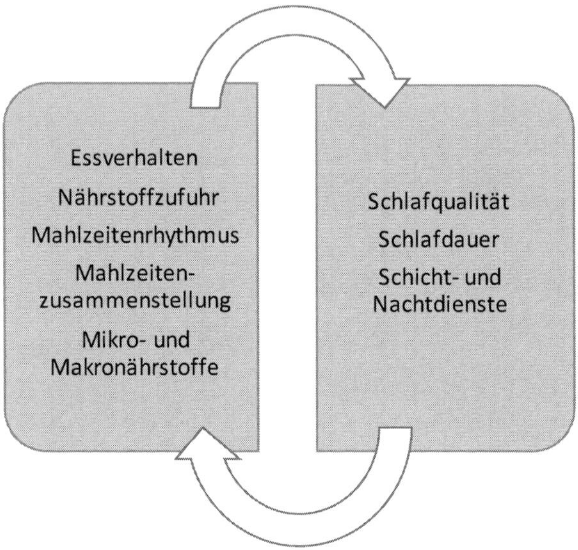

Abbildung 10: Zusammenhang zwischen Ernährungsverhalten und Schlaf, eigene, modifizierte Darstellung nach Frank et al. (2017, S. 2)

7.1 L-Tryptophan – der unentbehrliche Eiweißbaustein

Im Hinblick auf die schlafgesunde Ernährung sind auch bestimmte Mikro- und Makronährstoffe beteiligt, die wesentlich zu einem erholsamen Schlaf beitragen. Denn die Ernährung beeinflusst das serotonerge System, welches das Glückshormon Serotonin bildet und weiterleitet. Ein Schlüsselrolle nimmt die essenzielle Aminosäure (= Eiweißbaustein) L-Tryptophan ein, welche die Vorstufe von Serotonin im Körper synthetisiert. Aus Serotonin wird schließlich das Schlafhormon Melatonin gebildet.

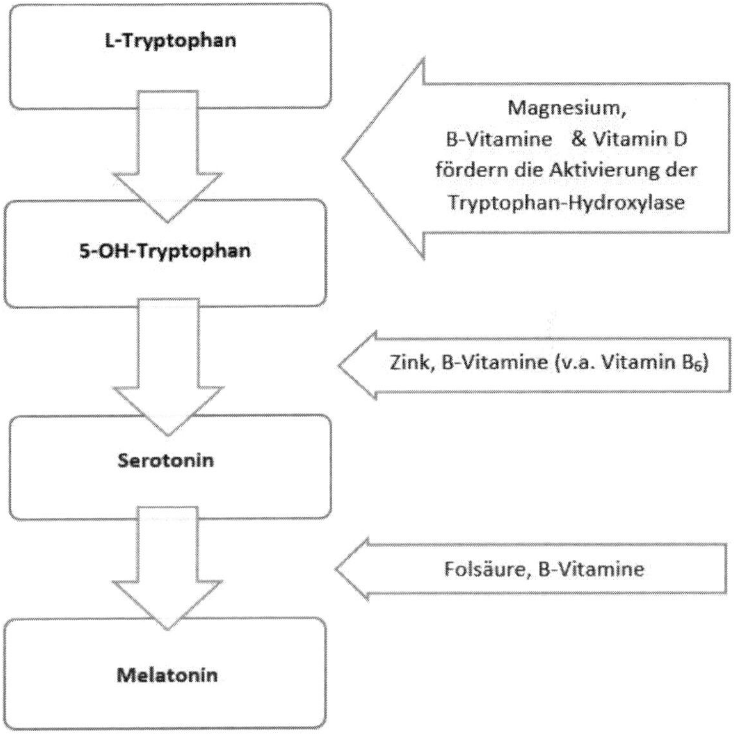

Abbildung 11: L-Tryptophan-Umwandlung in Melatonin, modifizierte Darstellung nach Gröber (2014, S. 21)

Laut Frank et al. (2017, S. 1–9) und Rodenbeck (2004, S. 1–7) verbessert eine tryptophanhaltige Ernährung die Schlafqualität sowohl von Menschen mit Schlafproblemen als auch von gesunden Personen.

Ein niedriger L-Tryptophan- und Serotoninspiegel geht mit Schlaflosigkeit und Ein- und Durchschlafproblemen einher. L-Tryptophan kann jedoch bei leichten bis mittelschweren Einschlafproblemen medikamentös eingenommen werden. Dies fördert unter anderem eine kürzere Einschlafzeit und einen tieferen Schlaf.

Die essenzielle Aminosäure L-Tryptophan kann nicht vom Körper selbst gebildet werden, wir führen L-Tryptophan normalerweise über die Ernährung zu. Insbesondere über eiweißhaltige Lebensmittel wie Milchprodukte (auch laktosefreie), Getreideflocken, Fleisch, Fisch und Hülsenfrüchte nehmen wir L-Tryptophan auf. Als gleichwertige Alternative zu den tierischen Milchprodukten sind Sojaprodukte (z. B. Sojadrink, Sojajoghurt und Tofu) bestens als L-Tryptophan-Lieferanten geeignet. Andere vegane pflanzliche Produkte wie Hafer-, Reis- und Mandeldrink sind eiweißarm und enthalten anhand der Daten des Nährwertberechnungsprogramms „nut.s" deshalb nur geringe Mengen der besonderen Aminosäure L-Tryptophan.

Da L-Tryptophan in vielen Lebensmitteln enthalten ist, wird die Umsetzung einer vielfältigen Ernährungsweise empfohlen. Das Ausschließen bzw. das Eliminieren von bestimmten Lebensmittelgruppen reduziert demnach auch die Aufnahme dieser unentbehrlichen Aminosäure.

Pro kg Körpergewicht liegt der Tagesbedarf an L-Tryptophan bei 3,5 bis 6 mg (Holzinger & Klösch, 2013). Eine Person mit 65 kg hat demnach einen Tryptophanbedarf von 227,5–390 mg pro Tag. Vor allem wird die Umwandlung von L-Tryptophan in Serotonin durch die Kombination mit stärkehaltigen Sättigungsbeilagen, die reich an komplexen Kohlenhydratbausteinen sind, unterstützt (Rodenbeck, 2004, S. 1–7). Eine Mahlzeitenhäufigkeit von 3–4 Mahlzeiten am Tag fördert eine ausreichende Kohlenhydrat- und Eiweißzufuhr sowie eine höhere Tryptophan-Aufnahme. 10 % der gesamten Tryptophanmenge, das sogenannte freie L-Tryptophan, stehen dem Körper, unter anderem für den schnellen Aufbau von Serotonin im Gehirn, zur Verfügung. Im Anschluss werden tryptophanreiche Mahlzeiten angeführt. Die biologische Wertigkeit der Mahlzeiten wird durch eine Kombination an Eiweiß- und Kohlenhydratlieferanten erhöht. Der Körper kann die zugeführten Eiweißbausteine besser für das körpereigene Eiweiß nutzen, wenn Lebensmittel sinnvoll kombiniert werden (Klein et al., 2016, S. 43).

Tryptophanreiche Mahlzeitenbeispiele:

- Grießbrei, Milchreis
- Haferbrei mit Nüssen/Samen (Porridge)
- Müsliflocken mit Joghurt und Leinsamen
- Mischbrote mit Schnittkäse, Weichkäse und Aufstrich
- Vollkornbrote mit Rührei
- Mischbrote mit Schoko-Nuss-Aufstrich
- Kartoffeln mit Fisch und Salat
- Kartoffeln mit Kräutertopfen (Quark) und Weizenkeimen
- Linsencurry mit Reis

Anzinger (2020, S. 38) gibt in ihrer Dissertation weitere Nahrungsmittel an, die einen hohen Anteil an L-Tryptophan enthalten. Hart- und Weichkäse, Fleisch, Fisch, Hanfsamen, Leinsamen, Kürbiskerne, Sonnenblumenkerne, Hülsenfrüchte (insbesondere Soja-/Limabohnen und Linsen), Weizenkeime/-kleie, Haferflocken und dunkle Schokolade sind laut Nährwertberechnungsprogramm „nut.s" tryptophanreich.

Holzinger und Klösch (2018, S. 200) schreiben, dass besonders warme Milch mit Honig und Gewürzen (Muskatnuss, Kardamom, Zimt) einschlaffördernd wirkt. Das L-Tryptophan in der Milch wird durch den Honig schneller aufgenommen. In der Muskatnuss sind Inhaltsstoffe wie Eugenol, Terpen und Lignane enthalten, die nervenberuhigend wirken. Aus ayurvedischer Perspektive ist demnach eine warme Milch mit Honig, verfeinert mit Kardamom, Gewürznelken und Zimt, schlaffördernd.

Neben einer ausreichenden Tryptophanzufuhr spielen schlafregulierende Mikronährstoffe eine wichtige Rolle. Denn an den Umwandlungsschritten von L-Tryptophan zu Melatonin sind Mikronährstoffe wie Magnesium, B-Vitamine, Vitamin D, Zink und Folsäure beteiligt (Gröber, 2014, S. 20–22). Die Mikro- wie auch die Makronährstoffe werden ausreichend mit einer ausgewogenen Ernährungsweise und einer regelmäßigen Mahlzeitenhäufigkeit abgedeckt (D-A-CH Referenzwerte, 2019; Schlieper, 2019). Vitamin D nimmt hier eine Sonderposition ein, da es vorwiegend über die UVB-Sonnenstrahlen in der Haut synthetisiert wird (D-A-CH Referenzwerte, 2019).

Durch bestimmte Ernährungsformen kann ein Mangel an Mikro- und Makronährstoffen entstehen. Die Resorption der Nährstoffe kann negativ beeinflusst werden und es kann auch ein Mehrbedarf entstehen (Höfler & Sprengart, 2018; Biesalski et al., 2018). Bestimmte Ernährungsformen und Einflussfaktoren, die zu einem Nährstoffdefizit führen können, sind:

- Diäten und Fastenprogramme
- Unregelmäßige Mahlzeitenhäufigkeit
- Fehl- und Mangelernährung
- Restriktive Ernährungsweise
- Nikotinabusus
- Alkoholkonsum
- Missbrauch von Abführmitteln bzw. Entwässerungsmitteln
- Fettreiche Ernährung
- Höheres Alter
- Schwangerschaft und Stillzeit
- Einseitige vegane Ernährung ohne Supplementierung bestimmter Mikronährstoffe

Ausgewählte Faktoren, die die Nährstoff-Resorption reduzieren bzw. einen Mehrbedarf an Nährstoffen entstehen lassen, sind (Höfler & Sprengart, 2018; Biesalski et al., 2018):

- Entzündliche Darmerkrankungen
- Resorptionsstörungen, Diarrhö
- Nahrungsmittelunverträglichkeiten & Nahrungsmittelallergien
- Kurzdarmsyndrom
- Operationen am Gastrointestinaltrakt (u. a. bariatrische Eingriffe)
- Autoimmunerkrankungen
- Rheumatoide Erkrankungen

- Essstörungen
- Kau- und Schluckbeschwerden
- Chronischer Stress

Wenn Sie sich unsicher fühlen, ob Sie Ihren Bedarf an Mikro- und Makronährstoffen abdecken, dann können Sie die Möglichkeit nutzen, die Expertise von Diätolog:innen sowie Ernährungsexpert:innen in Form einer Ernährungsberatung in Anspruch zu nehmen.

7.2 Natürliche Schlafmittel – die Phytotherapeutika

In der Naturheilkunde werden bestimmte pflanzliche Heilmittel für einen besseren Schlaf eingesetzt. Zu den sogenannten Phytotherapeutika (pflanzlichen Heilkräutern) zählen Hopfen, Melisse, Johanniskraut, Lavendel, Passionsblume und Baldrian. Heilkräuter können in Form von Tees und anderen Darreichungsformen eingenommen werden. Holzinger und Klösch (2018, S. 200) weisen darauf hin, dass bei Verwendung und Einnahme von Phytotherapeutika unter anderem unerwünschte Nebenwirkungen auftreten können.

In Drogeriemärkten sowie in Apotheken finden Sie die genannten Phytotherapeutika vor allem als bestimmte Teesorten, die Sie ausprobieren können, um das Ein- und Durchschlafen zu unterstützen.

8 Der bewährte Ernährungsfahrplan

Eine ausgewogene Ernährung für Erwachsene erhält die körperliche und psychische Gesundheit und beugt zudem ernährungsbedingte Krankheiten vor. Einerseits sollte der Mensch mit lebensnotwendig wichtigen Nährstoffen in einer bedarfsdeckenden Menge versorgt werden und andererseits sollte eine Überversorgung an bestimmten Nährstoffen vermieden werden. Eine ausgeglichene Balance erreichen Sie mit einer vollwertigen und abwechslungsreichen Ernährungsweise (Höfler & Sprengart, 2018, S. 1). Das Essen sollte nicht als etwas Nebensächliches angesehen werden, denn es ist ein wesentlicher Bestandteil des Lebens und liefert zudem die lebensnotwendige Energie für den gesamten Körper (Schmal, 2015, S. 76–77).

Eine allzu oft unterschätzte Strategie, um eine bedarfsdeckende Nährstoffzufuhr zu realisieren, ist eine regelmäßige Mahlzeitenhäufigkeit. Ohne diese ist es, als würden Sie ein Haus bauen, ohne das Fundament mit einzuplanen. Ohne Fundament kann das Haus nicht stehen. Somit ist die regelmäßige Mahlzeitenhäufigkeit die Grundlage Ihrer Gesundheit. Eine regelmäßige Mahlzeitenhäufigkeit fördert zudem, dass sich der Körper auf einen Rhythmus einstellen kann. Damit wird dem Körper eine gewisse Verlässlichkeit in Hinblick auf die Verdauung, die Energie- und Nährstoffzufuhr vermittelt (SGE, 2017, S. 8). „Einer der Gründe für ein langes Leben und Gesundheit liegt in der Regelmäßigkeit der Lebensführung" (Holzinger & Klösch, 2018, S. 171). Die Aussage von Holzinger und Klösch (2018) könnte nicht treffender sein, denn die Ernährungsgewohnheiten sowie der Lebensstil determinieren den gesundheitlichen Status.

Eine regelmäßige Mahlzeitenhäufigkeit trotz wechselnder Schichtdienstzeiten einzuhalten, stellt eine Herausforderung im Essalltag dar. Welche Schritte sind wesentlich, um den bewährten Ernährungsfahrplan langfristig umsetzen zu können?

1. Schritt: Ernährungsfundamente aufbauen

Der Aufbau einer regelmäßigen Mahlzeitenhäufigkeit ist essenziell im Hinblick auf wechselnde Schichtdienste. Halten Sie deshalb ähnliche Essenszeiten im Früh-, Spät- sowie Nachtdienst ein, damit sich der Körper auf den Rhythmus einstellen kann (SGE, 2017, S. 8).

2. Schritt: Nährstoffreiche Mahlzeiten einplanen

Im zweiten Schritt wird illustriert, wie ein Essalltag ausgewogen und nährstoffreich gestaltet werden kann. Entscheidend ist hier die Mahlzeitenzusammenstellung. Eine ausreichende Zufuhr an Makro- und Mikronährstoffen fördert den gesundheitlichen Status (D-A-CH Referenzwerte, 2019).

3. Schritt: Körperliche Bedürfnisse honorieren

Im letzten Schritt steht der Bezug zu den eigenen Bedürfnissen im Vordergrund. Durstgefühle, Hunger- und Sättigungssignale zeigen Ihnen, was Ihr Körper benötigt. Auf die eigenen physiologischen Bedürfnisse zu achten, ist mit vielen gesundheitlichen Vorteilen verbunden (Tribole & Resch, 2020, S. 1–18; Barnes & Kristeller, 2016).

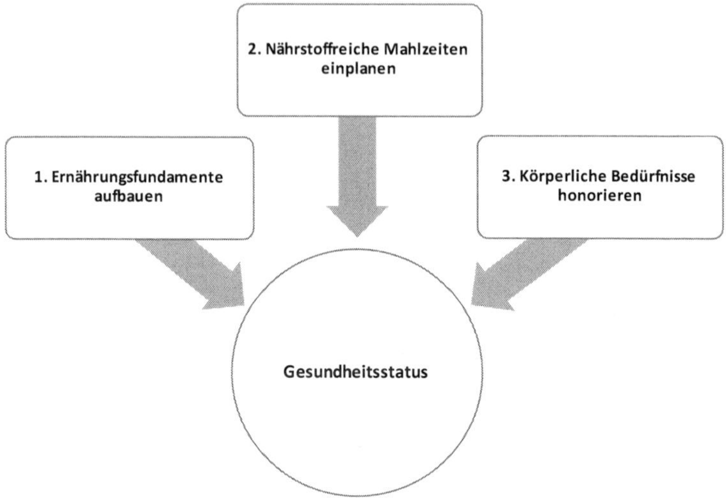

Abbildung 12: 3-Schritte-Fahrplan für einen gesunden Körper (eigene Darstellung)

Im Folgenden werden die 3 Schritte im Detail behandelt, damit Sie Ihren gesundheitlichen Status durch die ausgewogene Ernährung bestmöglich fördern können.

8.1 Der 1. Schritt: Ernährungsfundamente aufbauen

Der pflegerische Alltag ist vielseitig. Die Arbeitszeiten und Schichtdienstmodelle sind es auch. Grundsätzlich lassen sich die Arbeitszeiten im pflegerischen Alltag in zwei Schichtdienstmodelle aufteilen (Schmal, 2015, S. 6). Das Zweischichtdienstmodell mit Früh- und Spätdienst sowie das Dreischichtdienstmodell mit Früh-, Spät- und Nachtdienst. Hier wird auf das Zweischichtdienstmodell und auf das Dreischichtdienstmodell eingegangen, um Ihnen konkrete Herangehensweisen aufzuzeigen, wie Sie eine regelmäßige Mahlzeitenhäufigkeit trotz des Schichtdiensts umsetzen können.

Weshalb ist eine regelmäßige Mahlzeitenhäufigkeit so wichtig? Sich regelmäßig ausgewogen zu ernähren ist ein wichtiger Baustein einer gesunden Lebensführung. Dieses Fundament gilt unabhängig vom Arbeitsrhythmus und deshalb auch für die Nacht- und Schichtdienste (SGE, 2017, S. 6). Die Schweizerische Gesellschaft für Ernährung empfiehlt in der Broschüre „Nacht- und Schichtarbeit. Ernährungsempfehlungen und Tipps" eine regelmäßige Mahlzeitenhäufigkeit von drei Mahlzeiten und nach Bedarf zusätzliche Zwischenmahlzeiten (SGE, 2017, S. 6). Dadurch wird eine adäquate Nährstoffzufuhr gewährleistet, welche mit weiteren Vorteilen verbunden ist (D-A-CH Referenzwerte, 2019; Höfler & Sprengart, 2018; Klein et al., 2016):

- Verbesserung der kognitiven Leistungs- und Konzentrationsfähigkeit
- Aufbau und Erhalt der Muskelmasse sowie der Knochendichte
- Aufrechterhaltung des Wasser- und Elektrolythaushalts
- Erhaltung der Stoffwechselvorgänge
- Unterstützung einer normalen Verdauung
- Senkung gesundheitlicher Risiken für bestimmte Erkrankungen
- Stärkung des Immunsystems
- Förderung der Schlafgesundheit
- Verbesserung der Regeneration

Nehmen Sie regelmäßig Mahlzeiten zu sich, dann wird eine ausreichende Zufuhr an Mikro- und Makronährstoffen gefördert. Entfallen immer wieder Mahlzeiten, dann entgeht dem Körper die Chance, Nährstoffe aufnehmen und für sich nutzen zu können. Praktische Tipps, wie Sie Ihren Essalltag strukturieren können, um die Umsetzung einer nährstoffreichen Ernährung zu vereinfachen, finden Sie unter diesem QR-Code:

Anhand der folgenden Tabellen 3–8 sehen Sie, wie Sie die Mahlzeiten trotz wechselnder Schichtdienstzeiten für sich einplanen können. Hierbei werden zwei Beispiele der jeweiligen Schichtdienstzeiten angeführt, um Ihnen mehrere Möglichkeiten anzubieten, wann Sie Mahlzeiten einplanen können.

8.1.1 Mahlzeitenstruktur im Frühdienst

Tabelle 3: Essalltag im Frühdienst – Variante 1

Essens- und Dienstzeiten	Dienst- und Essalltag
4.50 Uhr	Aufstehen
5.00 Uhr	Kleines Frühstück
5.30 Uhr oder 6.00 Uhr	Dienstbeginn & Übergabe
Zwischen 10.00 und 11.00 Uhr	Pause (30 Minuten oder zweimal 15 Minuten) Zeit für eine Zwischenmahlzeit
14.00 Uhr	Übergabe & Dienstschluss
Zwischen 14.30 und 15.00 Uhr	Mittagessen (kurze Zubereitungszeit)
19.00 Uhr	Abendessen
22.00 Uhr	Schlafenszeit

Tabelle 4: Essalltag im Frühdienst – Variante 2

Essens- und Dienstzeiten	Dienst- und Essalltag
4.50 Uhr–5.00 Uhr	Aufstehen (abhängig vom Dienstbeginn und dem Arbeitsweg)
	Zu früh für ein Frühstück
5.30 Uhr oder 6.00 Uhr	Dienstbeginn & Übergabe
Zwischen 8.00 und 9.00 Uhr Zwischen 11.00 und 12.00 Uhr	Pause (30 Minuten oder zweimal 15 Minuten) Zeit für eine kleines Frühstück sowie für eine Zwischenmahlzeit einplanen
14.00 Uhr	Übergabe & Dienstschluss
Zwischen 14.30 und 15.00 Uhr	Mittagessen (kurze Zubereitungszeit)
19.00 Uhr	Abendessen
22.00 Uhr	Schlafenszeit

Im Frühdienst haben Sie grundsätzlich zwei Möglichkeiten, das Frühstück einzuplanen. Wenn Sie sehr früh ein kleines Frühstück essen können, dann nutzen Sie diese Möglichkeit. Nicht immer ist der nächste Dienst vorhersehbar. Im schlimmsten Fall können Sie keine Pause machen, da das Arbeitspensum zu groß ist und die Patientensicherheit im Vordergrund steht. Auch wenn Ihnen gesetzlich eine Pause zusteht, ist dies im pflegerischen Alltag nicht immer möglich. Es ist ernährungsphysiologisch besser, einen kleinen Snack einzuplanen, als gar nichts zu essen.

In der Tabelle 4 sehen Sie eine weitere Möglichkeit, Ihren Essalltag anhand der Dienst- und Pausenzeiten zu strukturieren. Hier ist ein kleines Frühstück in der Pause eingeplant. Da dies jedoch nicht bis zum Mittagessen ausreichen wird, wird empfohlen, vormittags eine Zwischenmahlzeit zu essen. Eine zu lange Essenpause von über 5–6 Stunden tagsüber begünstigt Heißhungergefühle und fördert den Drang, zwischendurch zu essen. Im besten Fall planen Sie sich eine (Zwischen-) Mahlzeit ein, damit der Körper und das Gehirn ausreichend mit Nahrungsenergie und Nährstoffen versorgt werden.

8.1.2 Mahlzeitenstruktur im Spätdienst

Tabelle 5: Essalltag im Spätdienst – Variante 1

Essens- und Dienstzeiten	Dienst- und Essalltag
7.00 Uhr	Aufstehen
Zwischen 7.00 und 8.00 Uhr	Frühstück
Zwischen 12.00 und 13.00 Uhr	Mittagessen
14.00 Uhr	Übergabe & Dienstbeginn
Zwischen 15.00 und 16.00 Uhr	Pause (30 Minuten oder zweimal 15 Minuten) Zwischenmahlzeit einplanen
19.00 Uhr	Abendessen

22.00 Uhr	Übergabe & Dienstschluss
22.30–23.00 Uhr	Schlafenszeit

Tabelle 6: Essalltag im Spätdienst – Variante 2

Essens- und Dienstzeiten	Dienst- und Essalltag
7.00 Uhr	Aufstehen
Zwischen 7.00 und 8.00 Uhr	Frühstück
Zwischen 12.00 und 13.00 Uhr	Mittagessen
14.00 Uhr	Übergabe & Dienstbeginn
Zwischen 15.00 und 16.00 Uhr	Pause (30 Minuten oder zweimal 15 Minuten) Zwischenmahlzeit einplanen
19.00 Uhr	Keine Zeit für ein Abendessen oder für eine Zwischenmahlzeit
22.00 Uhr	Übergabe & Dienstschluss
22.30 Uhr	Leicht verdauliches, kleines Abendessen
23.00 Uhr	Schlafenszeit

Wenn Sie hier die zwei Möglichkeiten betrachten, fällt Ihnen womöglich auf, dass das Frühstück relativ früh eingeplant wurde. Wenn die Mahlzeiten zeitlich gesehen nach hinten verschoben werden, weil zu spät gefrühstückt wurde, entfällt womöglich das Mittagessen.

Dienste sind unter Umständen schwer vorhersehbar. Deshalb ist es besonders relevant, das Frühstück und das Mittagessen vor dem Spätdienst einzuplanen. Denn je weniger Sie morgens bis mittags essen, desto höher ist die Wahrscheinlichkeit, dass Sie im Spätdienst mehr Appetit und Hunger fühlen. Eine Studie von Jakubowicz et al. (2012, S. 323–331) zeigt diesen Zusammenhang zwischen der Energie- und Nährstoffzusammensetzung der Mahlzeiten im Verlauf des Tages auf.

Durch Planung wird das Verlangen, zu energiereichen Lebensmitteln (z. B. Schokolade, Obst, Chips, Pralinen) zu greifen, reduziert.

Die zweite Möglichkeit, Ihren Essalltag im Spätdienst zu gestalten, legt dar, wie Sie vorgehen können, wenn das Abendessen entfällt. Die Nährstoffzufuhr über das Frühstück, das Mittagessen und die kleine Zwischenmahlzeit wird unter Umständen nicht ausreichen. Dadurch ist es unumgänglich, ein kleines, leicht verdauliches Abendessen einzuplanen. Sowohl ein zu großes, üppiges Abendessen als auch hungrig ins Bett zu gehen, beeinflusst den Schlaf negativ (Holzinger & Klösch, 2018, S. 92).

8.1.3 Mahlzeitenstruktur im Nachtdienst

Tabelle 7: Der Essalltag der ersten Nacht im Nachtdienst bis zum nächsten Dienst

Essens- und Dienstzeiten	Dienst- und Essalltag
7.00 Uhr	Aufstehen
Zwischen 7.00 und 9.30 Uhr	Frühstück
Zwischen 13.00 und 14.00 Uhr	Mittagessen
Zwischen 18.00 und 19.00 Uhr	Abendessen vor dem Nachtdienst
22.00 Uhr	Dienstbeginn & Übergabe
Zwischen 22.00 und 0.00 Uhr	nach Bedarf kleine warme Zwischenmahlzeit sowie warme Getränke einplanen
1.00–6.00 Uhr	Im besten Fall keine Snacks und Mahlzeiten essen
6.00–6.30 Uhr	Übergabe & Dienstschluss
6.30–7.00 Uhr	Leicht verdauliches, kleines Frühstück
7.00–14.00 Uhr	Schlafenszeit
14.00–15.00 Uhr	Mittagessen
19.00–20.00 Uhr	Abendessen
22.00 Uhr	Dienstbeginn & Übergabe

In der Nacht sind die körperlichen Prozesse wie Verdauungsleistung, Verstoffwechselung der Nährstoffe und auch die Wärmeregulation reduziert, weil wir in der Regel um diese Uhrzeit schlafen. Im Nachtdienst entsteht zwischen 2.00 und 4.00 Uhr ein Leistungs- und Stimmungstief. Begleiterscheinungen wie ein leichtes Kälteempfinden und auch Hunger können in der Nacht auftreten (Holzinger & Klösch, 2018, S. 85). Heißhunger auf energiereiche, süße und fettige Lebensmittel kann in dieser Phase besonders ausgeprägt sein (Holzinger & Klösch, 2018). Vor allem fördert eine unzureichende Energie- und Nährstoffzufuhr tagsüber einen höheren Essdrang am Abend und in der Nacht. Achten Sie besonders, wenn der Nachtdienst bevorsteht, auf eine regelmäßige Mahlzeitenhäufigkeit tagsüber, um Heißhungergefühle und Essensgelüste während dem Nachtdienst zu vermeiden.

Trinken Sie für ein besseres Wärmeempfinden vor allem nachts genügend Flüssigkeit in Form von warmen Getränken, damit Sie leistungsfähig und konzentriert bleiben. Der Zeitpunkt der nächtlichen Nahrungsaufnahme sowie die Zusammensetzung der Mahlzeiten wirken sich maßgeblich auf den zirkadianen Rhythmus, den Nährstoffstoffwechsel und den Energiestoffwechsel aus (Ribas-Latre & Eckel-Mahan, 2016; Brum et al., 2015; Aisbett et al., 2017; Amani & Gill, 2013). Fettreiche und kohlenhydratlastige Mahlzeiten in der Nacht begünstigen langfristig das Risiko für metabolische Erkrankungen wie Diabetes Mellitus Typ II, Hypertonie oder kardiovaskuläre Erkrankungen (Broussard & Van Cauter, 2016; van Drongelen et al., 2011). Aus diesem Grund unterscheidet sich die Mahlzeitenzusammenstellung des Abendessens sowie des Essens in der Nacht von den Mahlzeiten untertags. Die nächtlichen Mahlzeiten und Snacks dürfen eiweiß- und ballaststoffreicher sowie tendenziell kohlenhydratärmer zusammengestellt werden. Zum Beispiel eignet sich Ofengemüse mit Feta sowie einer kleinen Portion Kartoffelspalten oder eine Scheibe Brot mit einem Tomaten-Mozzarella-Salat am Abend vor dem Nachtdienst sehr gut. Je höher die Blutzuckerwirksamkeit des Essens ist, desto schlechter eignet es sich für das Abendessen und für das Essen in der Nacht.

Im Abschnitt „Kohlenhydrate – der Treibstoff für den Körper" wird auf die Blutzuckerwirksamkeit genauer eingegangen.

8.1.4 Mahlzeitenstruktur an freien Tagen und im Urlaub

Tabelle 8: Der Essalltag an freien Tagen bzw. an Urlaubstagen

Essens- und Dienstzeiten	Dienst- und Essalltag
7.00–8.00 Uhr	Aufstehen
Zwischen 8.00 und 9.00 Uhr	Frühstück
Zwischen 12.00 und 13.00 Uhr	Mittagessen
15.00 Uhr	Ggfs. eine Zwischenmahlzeit, wenn der Hunger aufkommt
Zwischen 18.00 und 19.00 Uhr	Abendessen
22.00 Uhr	Schlafenszeit

Der freie Tag bzw. die freien Tage sind essenziell, um Energie aufzutanken und sich zu erholen. Zudem werden freie Tage auch genutzt, um das zu tun, was an den Arbeitstagen zu kurz gekommen ist. Nutzen Sie auch Ihren freien Tag bzw. Ihre freien Tage dazu, bewusst auf Ihren Mahlzeitenrhythmus zu achten. Denn dadurch fällt es Ihnen leichter, diesen auch weiterhin einzuhalten, wenn Sie arbeiten.

8.2 Der 2. Schritt: Nährstoffreiche Mahlzeiten einplanen

Nach diesem ersten Schritt ist es nun wichtig, nährstoffreiche Mahlzeitenkombinationen zu den Essenzeiten einzuplanen. Wie kann eine Mahlzeit nährstoffreich und ausgewogen gestaltet werden?

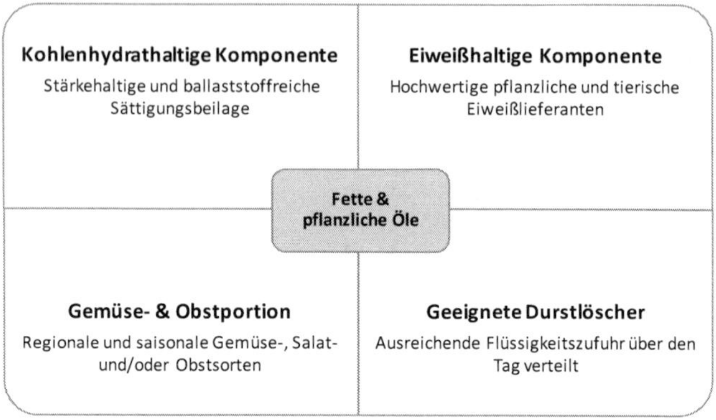

Abbildung 13: Nährstoffreich essen (eigene Darstellung)

Sich nährstoffreich und ausgewogen zu ernähren, bedeutet vielfältig und abwechslungsreich zu essen. Die österreichische Gesellschaft für Ernährung (ÖGE, 2023) listet konkrete Mengenvorschläge und Portionsgrößen von allen Lebensmittelgruppen auf. Jede Lebensmittelgruppe ist bedeutsam, da diese Mikro- wie auch Makronährstoffe liefert, die der Körper benötigt. Je einseitiger und restriktiver wir uns ernähren, desto höher ist das Risiko für eine Fehl-/Mangelernährung. Denn daraus resultiert ein Nährstoffdefizit, welches sich auch in Muskelmassenverlust sowie Ein- und Durchschlafproblemen abzeichnen kann (Höfler & Sprengart, 2018, S. 473). Sowohl die österreichische Ernährungspyramide als auch das Mahlzeitenprinzip lehnen sich an den empfohlenen Mengenvorschlägen und Portionsmengen an. In den Darstellungen ist ersichtlich, dass in einer Mahlzeit sowohl Kohlenhydrat- wie auch Eiweißlieferanten enthalten sein sollten. Kohlenhydrat- und Eiweißlieferanten sinnvoll zu kombinieren, fördert einerseits eine anhaltende Sättigung, andererseits kann der Körper die Eiweißbausteine effektiver für sich nutzen (Klein et al., 2016). Dazu saisonales sowie regionales Gemüse beziehungsweise Obst zu essen, hilft dem Körper dabei, den Bedarf an Mikronährstoffen, sekundären Pflanzenstoffen sowie Ballaststoffen abzudecken (ÖGE, 2023). Für eine bessere Orientierungshilfe können Sie die Mengenvorschläge und Portionsmengen für sich im Alltag nutzen. Die Mengenvorschläge und Portionsmengen werden im Folgenden aufgelistet, sowohl für die vegetarische (ovo-lacto-vegetabile) als auch die omnivore Ernährung (mit Fisch und Fleisch) (ÖGE, 2025).

Tabelle 9: Mengenvorschläge und Portionsmengen für die vegetarische (ovo-lacto-vegetabile) Ernährungsweise, modifizierte Tabelle nach der ÖGE (2025), BMSGPK (2025) und den D-A-CH Referenzwerten (2019)

Lebensmittelgruppe	Portionsgrößen für Erwachsene
Alkoholfreie, energiearme, ungesüßte Getränke	**1,5–2,0 Liter pro Tag** bevorzugt: Wasser/Mineralwasser und ungezuckerte Kräuter- oder Früchtetees verdünnte Säfte aus Gemüse, Zitrone oder Limette max. 4 Tassen Kaffee bzw. koffeinhaltige Getränke (Grüntee, Schwarztee, Cola, Eistee, Energydrinks) pro Tag, das entspricht einer Koffeinzufuhr von 200–400 mg
Gemüse, Rohkost, Salate und Obst	**3 Portionen Gemüse und 2 Portionen Obst (1 Portion = 1 Handvoll) täglich** Gemüse gegart: 200–300 g Rohkost: 100–200 g Blattsalate: 70–100 g Obst: 125–150 g
Hülsenfrüchte und daraus hergestellte Produkte	**4 Portionen Hülsenfrüchte täglich** etwa 70 g roh/etwa 125–150 g gegart daraus hergestellte Produkte wie Tofu oder Tempeh: 80 g
Stärkehaltige, sättigende Kohlenhydratlieferanten: Getreide und Erdäpfel/Kartoffeln	**5 Portionen stärkehaltige Lebensmittel täglich** Brot/Gebäck: 50–70 g Getreideflocken: 50–60 g Reis: 60–70 g roh/150–180 g gegart Nudeln: etwa 65–80 g roh/etwa 160–200 g gekocht Erdäpfel: 200–250 g gegart (2–3 mittelgroße Erdäpfel)

Eiweißlieferanten: Milch und Milchprodukte	**3 Portionen Milch und Milchprodukte täglich** Milch, Buttermilch, Kefir, Molke: 150–200 ml Joghurt, Skyr-Joghurt: 150–200 g Topfen/Quark, Hüttenkäse: 150 g Mozzarella, Schafskäse, Feta: 100–125 g Käse, Schnitt- und Weichkäse: ca. 50 g
Eiweißlieferanten: Eier	**Mehrmals wöchentlich Eier** 4 Eier pro Woche: Verzehr bewusst einplanen
Fette und Öle: Pflanzliche Fette, Streichfette, Nüsse und Samen	**Pflanzenöl, Nüsse und Samen täglich** 1–2 EL pflanzliche Öle (z. B. Raps-, Oliven-, Lein-, Walnussöl) 1 EL Streichfett (Butter) 2 EL Nüsse/Samen (20–25 g)
Genussmittel: Süßigkeiten, salzige Snacks, Kuchen	Genussmittel sind zum Genießen da und dürfen nach Bedarf eingeplant werden.

Tabelle 10: Mengenvorschläge und Portionsmengen für die omnivore Ernährungsweise mit Fisch und Fleisch, modifizierte Tabelle nach der ÖGE (2025), BMSGPK (2025) und den D-A-CH Referenzwerten (2019)

Lebensmittelgruppe	Portionsgrößen für Erwachsene
Alkoholfreie, energiearme, ungesüßte Getränke	**1,5–2,0 Liter pro Tag** bevorzugt: Wasser/Mineralwasser und ungezuckerte Kräuter- oder Früchtetees verdünnte Säfte aus Gemüse, Zitrone oder Limette max. 4 Tassen Kaffee bzw. koffeinhaltige Getränke (Grüntee, Schwarztee, Cola, Eistee, Energydrinks) pro Tag, das entspricht einer Koffeinzufuhr von 200–400 mg
Gemüse, Rohkost, Salate und Obst	**3 Portionen Gemüse und 2 Portionen Obst (1 Portion = 1 Handvoll) täglich** Gemüse gegart: 200–300 g Rohkost: 100–200 g Blattsalate: 70–100 g Obst: 125–150 g

Hülsenfrüchte und daraus hergestellte Produkte	**3 Portionen Hülsenfrüchte täglich** etwa 70 g roh/etwa 125–150 g gegart daraus hergestellte Produkte wie Tofu oder Tempeh: 80 g
Stärkehaltige, sättigende Kohlenhydratlieferanten: Getreide und Erdäpfel/Kartoffeln	**4 Portionen stärkehaltige Lebensmittel täglich** Brot/Gebäck: 50–70 g Getreideflocken: 50–60 g Reis: 60–70 g roh/150–180 g gegart Nudeln: etwa 65–80 g roh/etwa 160–200 g gekocht Erdäpfel: 200–250 g gegart (2–3 mittelgroße Erdäpfel)
Eiweißlieferanten: Milch und Milchprodukte	**2 Portionen Milch und Milchprodukte täglich** Milch, Buttermilch, Kefir, Molke: 150–200 ml Joghurt, Skyr-Joghurt: 150–200 g Topfen/Quark, Hüttenkäse: 150 g Mozzarella, Schafskäse, Feta: 100–125 g Käse, Schnitt- und Weichkäse: ca. 50 g
Eiweißlieferanten: Fisch Fleisch und Wurstwaren	**Mehrmals wöchentlich Fleisch, Fisch und Eier** 1(–2) Portionen Fisch pro Woche: 75–150 g (150–220 g/Woche) 1(–2) Portionen Fleisch, Wurstwaren pro Woche: Fleisch 90—150 g (handtellergroß), 5—7 Scheiben Schinken
Eiweißlieferanten: Eier	3 Eier pro Woche: Verzehr bewusst einplanen
Fette und Öle: Pflanzliche Fette, Streichfette, Nüsse und Samen	**Pflanzenöl, Nüsse und Samen täglich** 1–2 EL pflanzliche Öle (z. B. Raps-, Oliven-, Lein-, Walnussöl) 1 EL Streichfett (Butter) 2 EL Nüsse/Samen (20–25 g)
Genussmittel: Süßigkeiten, salzige Snacks, Kuchen	Genussmittel sind zum Genießen da und dürfen nach Bedarf eingeplant werden.

Anhand der Tabellen 9 und 10 können Sie Ihre Mahlzeiten bewusst gestalten, indem Sie einen Kohlenhydratlieferanten und einen Eiweißlieferanten mit dem dazu passenden Gemüse bzw. Obst kombinieren. Planen Sie für das Frühstück, für das Mittagessen sowie für das Abendessen eine nährstoffreiche Mahlzeit ein. Dadurch kann der Körper aus den Nährstoffen eine gesunde Körperzusammensetzung aufbauen. Genussmittel sind auch angeführt, sie dürfen im Essalltag ihren Platz haben. Sie sind zum Genießen da und dürfen nach Bedarf eingeplant werden. Jedoch sollten Genussmittel nicht als Ersatz für eine sättigende, ausgewogene Mahlzeit genutzt werden. Denn Genussmittel wie Chips, Gummibärchen, Salzstangen sowie Kuchen wirken nicht ausreichend sättigend. Insbesondere wenn Sie hungrig bzw. heißhungrig sind, sind sättigende, nährstoffreiche Mahlzeiten besser geeignet.

Mit dem QR-Code anbei können Sie die Mengenangaben und Portionsmengen herunterladen.

8.2.1 Eiweiß – der Baustoff für den Körper

Der Eiweißbedarf eines erwachsenen Menschen liegt zwischen 0,8 und 1,0 g Eiweiß pro Kilogramm Körpergewicht (D-A-CH, 2019). Die Eiweißaufnahme über die Nahrung wird im Gehirn über ein ausgeklügeltes Eiweißwahrnehmungssystem durchgeführt. Die Eiweißmenge im Körper wird eruiert und die Nahrungsaufnahme wird daraufhin abgestimmt. Eine eiweißarme Ernährung führt zu einer höheren Nahrungszufuhr, damit die Aufnahme von Stickstoff und unentbehrlichen Aminosäuren besser abgedeckt werden kann. Eine zu hohe sowie eine zu niedrige Eiweißzufuhr werden in den Hirnregionen wahrgenommen. Darüber hinaus wird auch eine unausgewogene Aminosäurenzusammensetzung in der Großhirnrinde erfasst (Morrison & Läger, 2015, S. 256–262; Schell & Kleinridders, 2022, S. 182).

Eine Mahlzeitenzusammenstellung aus Kohlenhydrat- und Eiweißlieferanten erhöht vor allem die biologische Wertigkeit und die Zufuhr an L-Tryptophan. Die biologische Wertigkeit der Lebensmittel gibt an, wie viel Gramm körpereigenes Eiweiß durch das Nahrungseiweiß aufgebaut werden können. Pflanzliche Eiweißlieferanten sind zum Teil schwer verdaulich und weisen eine geringere biologische Wertigkeit im Vergleich zu tierischen Eiweißlieferanten auf – das tierische Eiweiß verfügt über eine höhere biologische Wertigkeit, da die tierischen Eiweißlieferanten dem körpereigenen Eiweiß ähneln. Essen wir unterschiedliche Eiweißquellen (tierische und pflanzliche) und kombinieren wir diese, dann erhöht sich die biologische Wertigkeit der zusammengestellten Mahlzeit, da der Körper aus dieser Kombination das eigene Eiweiß am besten nutzen und aufbauen kann (Klein et al., 2016, S. 43). Das ist ein wesentlicher Grund, weshalb diese Art der Mahlzeitenzusammenstellung empfohlen wird. Bei den später angeführten Rezepten wurde darauf geachtet, dass eine hohe biologische Wertigkeit gewährleistet wird.

In der wissenschaftlichen Arbeit von Lewgood et al. (2021, S. 1–28) wurde ersichtlich, dass eine Ernährungsweise aus hochwertigen Eiweißlieferanten, wenig verarbeiteten ballaststoffreichen Lebensmitteln sowie viel Gemüse und Obst einen positiven Effekt auf den Blutzuckerspiegel zeigt. Darüber hinaus führt eine ausreichende Eiweißzufuhr zu einer höheren Insulinsekretion, jedoch nicht zu einem Blutzuckeranstieg (Gannon et al., 2001, S. 1040–1047). Deshalb ist eine Mahlzeitenzusammenstellung aus hochwertigen Eiweißlieferanten, ballaststoffreichen Sättigungsbeilagen und einer ausreichenden Gemüseportion sinnvoll für einen physiologischen Blutzuckerverlauf nach dem Essen. Durch eine sinnvolle Mahlzeitengestaltung können Sie das gesundheitliche Risiko, welches mit der Tätigkeit im Nacht- und Schichtdienst einhergeht, senken.

Die Relevanz davon, bei jeder Hauptmahlzeit die Kohlenhydrat- und Eiweißlieferanten zusammenzustellen, wird nochmals deutlich, wenn die Gesamteiweißzufuhr berücksichtigt wird. Denn der Eiweißbedarf bei Erwachsenen liegt bei 0,8 g–1,0 g pro kg Körpergewicht. Wenn

Sie Ihr eigenes Körpergewicht mit 0,8 g–1,0 g Eiweiß multiplizieren, wissen Sie also, wie viel Eiweiß Sie tagtäglich benötigen (D-A-CH Referenzwerte, 2019; Klein et al., 2016, S. 46). Wenn Sie zu jeder Hauptmahlzeit einen Eiweißlieferanten gemeinsam mit einem stärkehaltigen Kohlenhydratlieferanten einplanen, dann decken Sie mit einer hohen Wahrscheinlichkeit Ihren Eiweißbedarf ab. Dies setzt voraus, dass Sie 3(–4) Mahlzeiten einplanen. Allerdings kann der Eiweißbedarf über 1,0 g Eiweiß pro kg Körpergewicht pro Tag hinausgehen. Unter anderem benötigen Frauen im Klimakterium ab dem 50. Lebensjahr bis zu 1,2 g Eiweiß pro kg Körpergewicht am Tag (Simpson et al., 2023, S. 4–10). Darüber hinaus sollte die Eiweiß- und Nährstoffzufuhr auch bei sportlich aktiven Pflegefachkräften angepasst werden, da hier der Eiweißbedarf auf bis zu 1,6 g Eiweiß pro kg Körpergewicht am Tag ansteigen kann (Morton et al., 2018, S. 1–10). Die oben empfohlenen Mengenvorschläge und Portionsmengen für die ovo-lacto-vegetabile sowie omnivore Ernährungsweise liefern im Durchschnitt 0,8 g Eiweiß pro kg Körpergewicht (BMSGPK, 2025). Demnach ist eine Anpassung der Portionsmengen individuell erforderlich, um einer Fehlernährung in Hinblick auf den Nährstoff- und Eiweißbedarf vorzubeugen.

Zu Bedenken ist, dass unsere körperliche Leistungsfähigkeit ihren Höhepunkt im Zeitraum zwischen dem 20. und 30. Lebensjahr erreicht. In den folgenden zwei Jahrzehnten – zwischen dem 30. und 50. Lebensjahr – sind altersbedingte Veränderungen in Muskelmasse, Kraft und Stärke meist nur gering ausgeprägt. Deutliche Einbußen treten jedoch ab dem 50. Lebensjahr auf. Ab diesem Alter kommt es zudem jährlich zu einem Rückgang der Muskelmasse um etwa 1–2 % und zu einem Verlust der Muskelkraft in den Beinen von etwa 1,5–5 % pro Jahr (Keller et al., 2014; Janssen et al., 2014). Auch aus diesem Grund ist eine adäquate Eiweiß- und Kohlenhydratzufuhr relevant, damit dem altersbedingten Muskel- und Knochenabbauprozess entgegengewirkt werden kann. Diese physiologischen Prozesse können durch restriktive Diätformen, eine inadäquate Eiweiß- und Kohlenhydratzufuhr oder durch das Auslassen von nährstoffreichen Mahlzeiten verstärkt werden. Der Erhalt und der Aufbau der Grundmuskulatur wird durch die Schicht- und Nachtarbeit negativ beeinflusst, sodass eine bedarfsorientierte Ernährungsweise für Pflegefachkräfte an Wichtigkeit gewinnt (Aisbett et al., 2017, S. 1–16).

Nutzen Sie hierfür auch die Expertise von Diätolog:innen sowie Ernährungsexpert:innen mit einer ähnlichen fachlichen Qualifikation, um eine fundierte Rückmeldung hinsichtlich Ihrer Ernährungsweise und der Nährstoffbedarfsabdeckung erhalten zu können.

Darüber hinaus liefern die Kohlenhydrat- und Eiweißlieferanten, genauso wie Obst und Gemüse, auch Vitamine, Spurenelemente und Mineralstoffe. Wenn die Lebensmittel in Bezug auf die Zufuhr von Mikronährstoffen verglichen werden, wird schnell deutlich, dass jede Lebensmittelgruppe zur Abdeckung der Mikronährstoffe beiträgt. In Gemüse und auch im Obst sind nicht ausschließlich alle Mikronährstoffe enthalten, die der Körper benötigt. Die Kohlenhydrat- und Eiweißlieferanten komplementieren die in Gemüse- und Obstsorten fehlenden Mikronährstoffe (Klein et al., 2016; Höfler & Sprengart, 2018; D-A-CH Referenzwerte, 2019).

8.2.2 Kohlenhydrate – der Treibstoff für den Körper

Über die Sättigungsbeilagen wird vorwiegend der Kohlenhydratbedarf des Körpers abgedeckt. Kohlenhydrate fungieren als essenzieller Treibstoff für die Körperzellen. Deshalb setzen die D-A-CH Referenzwerte (2019) einen hohen Richtwert an: Über 50 % der Nahrungsenergie sollte durch Kohlenhydrate abgedeckt werden. Das Gehirn verbrennt ca. 130 g Glukose am Tag, damit die kognitive Leistungsfähigkeit sowie die Gedächtnisfunktion aufrechterhalten bleiben (Biesalski et al., 2018, S. 65; D-A-CH Referenzwerte, 2019). Wird die durchschnittliche Energiezufuhr von 1700–1900 kcal erwachsener Menschen im Alter von 25 bis 65 Jahren herangezogen, dann entspricht dies einer Gesamtkohlenhydratzufuhr von ca. 213–238 g täglich. Eine zu geringe

Kohlenhydratzufuhr begünstigt die Glukosebereitstellung aus körpereigenem Eiweiß (z. B. Muskeleiweiß). Damit wird nochmals deutlich, wie relevant eine ausreichende Kohlenhydratzufuhr über stärkehaltige, ballaststoffreiche Lebensmittel ist.

Welche Sättigungsbeilagen (= Kohlenhydratlieferanten) sollten wir in unserem Essalltag bevorzugen?

Wertvolle Sättigungsbeilagen für unseren Körper:

- Kartoffeln, Süßkartoffeln
- Reis
- Dinkelreis, Getreidesorten
- Nudeln, Teigwaren
- Brot, Gebäck
- Müslibasisflocken (ohne Zuckerzusatz), Haferflocken, Dinkelflocken
- Hirse, Quinoa, Amaranth
- Mehlsorten (Dinkel, Weizen, Roggen oder andere Getreidesorten)

In der Auswahl von kohlenhydrathaltigen Lebensmitteln steht die Qualität vor der Quantität. Daher dürfen nährstoffreiche Kohlenhydratquellen, die ballaststoffreich und möglichst wenig verarbeitet sind, bevorzugt werden. Für einen stabilen Blutzuckerverlauf sind stark verarbeitete Nahrungsmittel, auch aus fein vermahlenen Vollkornerzeugnissen, wenig geeignet, da sie einen raschen postprandialen Blutzuckeranstieg bewirken. Die Kombination aus ballaststoffreichen, stärkehaltigen Produkten mit eiweißhaltigen Nährstofflieferanten fördert hingegen einen physiologischen Blutzuckerverlauf. Das bedeutet, dass ein Nudelgericht, bestehend aus Vollkornnudeln und Tomatensoße, einen rascheren Blutzuckeranstieg bewirkt als ein gedünsteter, regionaler Fisch mit gekochtem Dinkel-Gemüsereis. Deshalb dürfen Sie in Ihrem Essalltag bewusster die Mahlzeitenzusammenstellung in den Fokus rücken.

Eine Ernährungsweise mit ballaststoffhaltigen Lebensmitteln, reich an Vollkorn, Getreideflocken, Hülsenfrüchten, Gemüse, Samen und Nüssen, fördert eine langanhaltende Sättigung und wirkt positiv auf die Blutfettwerte sowie den Blutzucker- und Insulinspiegel.

Besonders darf hier der Hafer aufgrund seines hohen Gehalts an ß-Glucan und dessen Wirkung auf den Blutfett- und Blutzuckerstoffwechsel hervorgehoben werden. Aus dem im Blut zirkulierenden Cholesterin wird die Gallensäure gebildet. In der Regel wird die Gallensäure im unteren Dünndarmabschnitt rückresorbiert und zurück in die Gallenblase gebracht. Durch eine höhere Ballaststoffzufuhr wird ein Teil der Gallensäure allerdings im Dünndarm gebunden und über den Dickdarm ausgeschieden. Dadurch kann ein Teil der Gallensäure im unteren Dünndarmabschnitt nicht mehr aufgenommen werden. ß-Glucan ist unter anderem ein löslicher Ballaststoff, welcher die Gallensäuren im Darm bindet. Dadurch werden die Gallensäuren mit dem Stuhlgang ausgeschieden und somit aus dem enterohepatischen Kreislauf entzogen. Folglich wird Cholesterin aus dem Blut herangezogen, um ausreichend Gallensäure für die nächsten Mahlzeiten zu produzieren. Schlussfolgernd wirken Ballaststoffe cholesterinsenkend und gelten als natürliche Cholesterinsenker. Zudem verbessern lösliche Ballaststoffe die Insulinwirksamkeit an den Körperzellen und wirken so positiv auf den Blutzuckerstoffwechsel. Denn das Insulin öffnet das „Tor" zur Körperzelle, damit die Glukose aus dem Blut in der Körperzelle verbrannt werden kann. Das senkt wiederum den Blutglukosespiegel auf eine natürliche Weise. Vor allem bei Diabetes Mellitus Typ II wird die Zufuhr von 60 g Haferflocken pro Tag (= 3 g ß-Glucan) empfohlen (ÖGD, 2013, S. 64).

> **MERKE:** Ballaststoffe wirken cholesterinsenkend und verbessern die Insulinwirksamkeit an den Körperzellen.

Das gesundheitliche Risiko für die Entwicklung einer Insulinresistenz bzw. von Diabetes Mellitus Typ II ist bei Schichtarbeiter:innen erhöht.

So können auch die folgenden konkreten Empfehlungen als präventive Maßnahme genutzt werden:

Zusammengefasst senkt eine ausreichende Ballaststoffzufuhr das gesundheitliche Risiko für die Entwicklung von Adipositas, Übergewicht, Bluthochdruck, Herz-Kreislauf-Erkrankungen, erhöhten Blutfettwerten und Darmkrebs (DGE, 2011; D-A-CH Referenzwerte, 2018, S. 19; Schlieper, 2019, S. 44; ÖDG, 2023).

Eine Ballaststoffzufuhr von 30 g pro Tag wird in den D-A-CH Referenzwerten (2019) empfohlen. Der österreichische Ernährungsbericht (2017, S. 26) gibt wieder, dass im Durchschnitt Frauen 20,1 g und Männer 21,7 g Ballaststoffe pro Tag über die Ernährung aufnehmen. Demnach decken in Österreich lebende Menschen ihren Ballaststoffbedarf zu ca. ⅔ ab. Eine höhere Aufnahme an Ballaststoffen pro Tag wird mit größeren gesundheitlichen Effekten in Zusammenhang gebracht (Reynolds et al., 2019, S. 434–445). Im Folgenden werden einfache und wirksame Strategien für eine höhere Ballaststoffaufnahme angeführt (Höfler & Sprengart, 2018, S. 309–313):

- Zum Frühstück als Alternative zum Brot ein Müsli essen, bestehend aus Getreideflocken, Haferflocken und/oder Dinkelflocken. Zusätzliche Ballaststoffquellen können hinzugefügt werden, z. B. Leinsamen, Flohsamen, Chiasamen, Weizenkleie, Nüsse.
- 1,5 Esslöffel Leinsamen (ca. 10 g), 3 Esslöffel Weizenkleie (ca. 15–20 g) oder 1–2 gestrichene Teelöffel gemahlene oder ganze Flohsamen können in Sauermilchprodukten oder in einem Müsli eingerührt werden. Ggfs. mehr Flüssigkeit hinzufügen, damit die Ballaststoffe besser quellen können.
- Brot und Backwaren mit einem höheren Vollkornanteil bevorzugen: Weizen-, Dinkel- und Roggenvollkornbrote, Roggenbrote, Schrotbrote, Vollkornbrote mit Zusatz von Sonnenblumenkernen bzw. Leinsamen, u. a. Grahamweckerl, Pumpernickel.
- Hülsenfrüchte sind ballaststoffreiche Lebensmittel, die zugleich wertvolle Mikronährstoffe, Eiweiß- und Kohlenhydratbausteine liefern.

Linsen, Bohnen, Kichererbsen und Sojabohnen können zu Aufstrichen (z. B. Hummus, Bohnenaufstrich), zu Suppen (z. B. Linsensuppe), zu Eintöpfen (z. B. Bohnen-Kartoffeleintopf) oder als Hauptgericht (z. B. Kichererbsencurry mit Reis) verarbeitet werden. Zu einem gemischten Salat Hülsenfrüchte (z. B. Linsen- oder Kichererbsensalate) hinzuzufügen, erhöht die Ballaststoffaufnahme.

Insbesondere Hülsenfrüchte dürfen vermehrt als tierischer Eiweißersatz bevorzugt werden. Der hohe Anteil an löslichen Ballaststoffen (z. B. Pektin, Inulin, Psyllium) und an resistenter Stärke wirkt positiv auf den Blutglukose-, Cholesterin- und Insulinspiegel (Jovanovski et al., 2019, S. 37–43).

8.2.3 Fette und Öle – auf die Fettqualität kommt es an

Fette und pflanzliche Öle fungieren als Energielieferanten und fördern die Aufnahme der fettlöslichen Vitamine A, D, E und K. Im Körper dient Fett auch als Baustoff für Zellmembranen und für das Gehirn. Darüber hinaus brauchen wir ausreichend Fettdepots im Körper für den Hormonhaushalt, die Wärmeregulation, die Energiebereitstellung und für die Polsterung sowie für den Schutz der inneren Organe (Schlieper, 2019, S. 90).

Für den gesundheitlichen Status sind die Fettmenge sowie die Fettqualität entscheidend. Unterschiedliche Fettarten sind in Lebensmitteln von Natur aus enthalten: in Streichfetten, in pflanzlichen Speiseölen, in tierischen wie auch in pflanzlichen Lebensmitteln (Schlieper, 2019, S. 72–103). Die Fette werden grob in drei Fettarten unterteilt: Die gesättigten Fette, die einfach ungesättigten Fette sowie die mehrfach ungesättigten Fette. In der folgenden Abbildung sind die Fette übersichtlich eingeteilt und die Fettquellen angeführt:

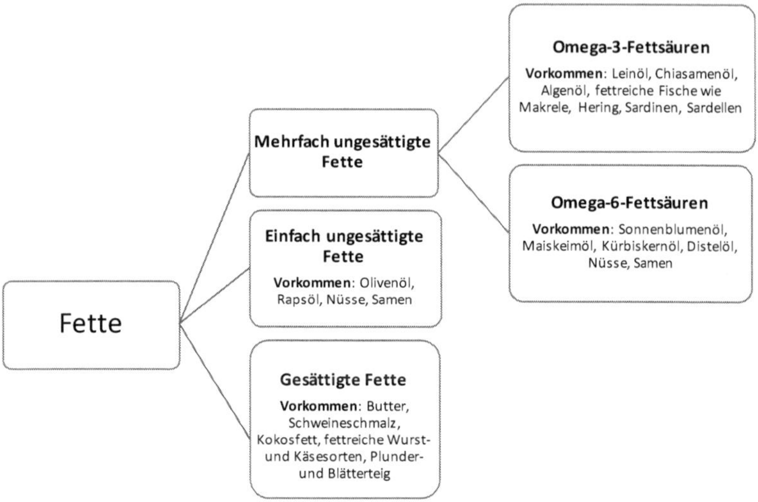

Abbildung 14: Aufbau und Einteilung der Fettarten, modifizierte Darstellung nach Schlieper (2019, S. 73–78) und Klein et al. (2016, S. 33)

Die gesättigten Fette

Der Körper kann einerseits das gesättigte Fett selbst aufbauen, andererseits ist das gesättigte Fett in vielen Nahrungsmitteln enthalten. Einen hohen Anteil der gesättigten Fette verzehren wir vor allem über tierische Lebensmittel, Streich- und Kochfette.

Im Folgenden werden Fette und Lebensmittel mit einem hohen Anteil an gesättigtem Fett aufgelistet:

- Streichfette wie Butter
- Kochfette wie Schweine- und Butterschmalz
- Kokosfett und Palmfett
- Fettreiche Wurst- und Fleischwaren
- Fettreiche Käsesorten
- Sahne
- Plunder- und Blätterteige

Laut österreichischem Ernährungsbericht (2017) nehmen wir zu viele gesättigte Fette zu uns. Die Fettleitlinie der DGE sowie die D-A-CH Referenzwerte empfehlen eine Gesamtenergiezufuhr von 30 % des Energiebedarfes pro Tag in Form von Fett. Dabei sollten wir eine Zufuhr von 10 % an *gesättigtem* Fett nicht überschreiten. Das ist wiederum herausfordernd, da das gesättigte Fett in vielen Nahrungsmitteln vorkommt. Es ist in der Tat unumgänglich, gesättigtes Fett zu essen. Ein hoher Konsum des gesättigten Fettes wird aber in Zusammenhang mit einem höheren Risiko für kardiovaskuläre Erkrankungen, erhöhte Blutfettwerte, Arteriosklerose, Übergewicht und Adipositas gebracht. Grundsätzlich wird empfohlen, die Zufuhr an gesättigtem Fett so weit wie möglich zu reduzieren. Nehmen wir Butter als ein Beispiel heran. Die Butter ist ein natürliches Lebensmittel, welches auch gesättigtes Fett beinhaltet. Pro Tag ca. 1 Esslöffel Butter (= 10 g) zu essen, ist eine moderate, ausreichende Menge an Streichfetten (ÖGE, 2023; D-A-CH Referenzwerte, 2019). Sie müssen Butter nicht regelmäßig verzehren, Sie können, wenn Sie möchten, ein anderes Streichfett (z. B. hochwertige Margarinesorten) verwenden bzw. auf fettärmere Aufstriche zurückgreifen.

Gesättigtes Fett wird auch über Fleisch- und Wurstwaren sowie Käsesorten aufgenommen. Da wir im deutschsprachigen Raum aus einer vielfältigen Lebensmittelauswahl wählen dürfen, steht Ihnen auch hier ein großes Sortiment zur Verfügung. Hier können Sie bewusst öfters die fettärmeren Fleisch- und Wurstwaren sowie Käsesorten präferieren. Darüber hinaus ist die Portionsmenge der verzehrten tierischen Produkte entscheidend dafür, wie viel gesättigtes Fett gegessen wird. Die in diesem Buch angeführten Rezepte und Portionsmengen stellen eine Orientierungshilfe dar.

Neben der Reduktion der Aufnahme von gesättigtem Fett ist auch die Fettqualität entscheidend. Wird die Zufuhr an gesättigtem Fett (Butter, fettreiche tierische Produkte) und festen Pflanzenfetten (Kokosfett, Palmfett) zugunsten vorwiegend pflanzlicher Öle (Raps-, Oliven-, Lein-, Walnussöl) und maritimen Omega-3-Fettsäurelieferanten reduziert, dann werden das kardiovaskuläre Gesamtrisiko und die Blutfettwerte reduziert (Lipid-Liga, 2023; Biesalski et al., 2019, S. 676–679). Deshalb ist die Wahl des Fettes neben der verzehrten Fettmenge entscheidend.

Das einfach ungesättigte Fett

Das einfach ungesättigte Fett ist vorwiegend als Ölsäure in Olivenöl und Rapsöl enthalten. Der Körper kann einfach ungesättigte Fette selbst herstellen – im Gegensatz zu den mehrfach ungesättigten Fettarten (Klein et al., 2016, S. 34). Laut dem österreichischen Ernährungsbericht essen wir ausreichend einfach ungesättigte Fette (Österreichischer Ernährungsbericht, 2017, S. 25). Der cholesterinsenkende Effekt der einfach ungesättigten Fettsäure (Ölsäure) wird gefördert, wenn die Zufuhr an gesättigtem Fett reduziert wird (Biesalski et al., 2019, S. 678).

Die mediterrane Ernährung, die reich an saisonalen und frischen Lebensmitteln ist, wird als gesunde Lebensweise von der ÖDG (2023, S. 71) beschrieben. In der mediterranen Ernährungsweise werden Gemüse, Hülsenfrüchte, Nüsse, Samen, frisches Obst, Vollkornprodukte, Olivenöl und Fisch bevorzugt verzehrt. Eine moderate Menge an Joghurt, Käse und Eiern sowie wenig rotes Fleisch zählen ebenso dazu. Nach dem heutigen Wissenstand wird die mediterrane Ernährungsweise mit einer protektiven Wirkung vor Herzkreislauf-Erkrankungen und einer Verbesserung der Blutzucker- und Blutfettwerte in Verbindung gebracht. Deshalb ist Olivenöl für eine ausreichende Zufuhr an einfach ungesättigtem Fett durch seinen hohen Gehalt an Ölsäure bestens geeignet. Das Olivenöl ist ein stabiles Speiseöl und kann sowohl für das Marinieren von Salat und Gemüse als auch für das Braten oder Grillen verwendet werden (Höfler & Sprengart, 2018, S. 132–133).

Die mehrfach ungesättigten Fette

Die mehrfach ungesättigten Fette kann der Körper selbst nicht aufbauen. Sie dürfen über die Ernährung zugeführt werden. Die bekannten Vertreter sind die Omega-6-Fettsäuren und die Omega-3-Fettsäuren. Insbesondere die Omega-3-Fettsäuren stehen aufgrund ihrer positiven Wirkung auf die Gesundheit im Fokus der Ernährungsmedizin. Der Bedarf an Omega-6-Fettsäuren wird laut österreichischem Ernährungsbericht (2017, S. 25) über die Ernährungsweise abgedeckt. Omega-6-Fettsäuren sind in Sonnenblumenöl, Weizenkeim-, Soja-, Walnuss-, Kürbiskern-, Traubenkern- und Distelöl enthalten (Höfler & Sprengart, 2018, S. 133; Elmadfa et al., 2020, S. 110). Ein weiterer Vertreter der Omega-6-Fettsäuren ist die Arachidonsäure, die zum Beispiel in Thunfisch enthalten ist. Auch in Bezug auf die Omega-3-Fettsäuren sind pflanzliche wie auch tierische Lieferanten vertreten. Die Alpha-Linolensäure ist vorwiegend in Leinöl und in Chiasamenöl enthalten. Der Gehalt an Alpha-Linolensäure in Hanf-, Walnuss- und Rapsöl ist im Vergleich zum Lein- und Chiasamenöl geringer. Neben diesen pflanzlichen Ölen liefern Algen eine beachtliche Menge an Omega-3-Fettsäuren (Dawczynski & Dawczynski, 2021, S. M652; Schlieper, 2018, S. 77).

Anhand der folgenden Abbildung sind die Fettsäurenmuster ausgewählter pflanzlicher Öle dargestellt:

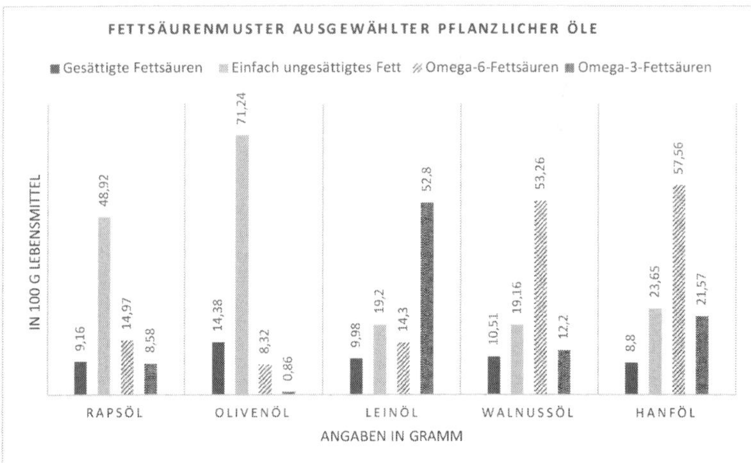

Abbildung 15: Fettsäurenmuster ausgewählter pflanzlicher Öle (Elmadfa et al., 2020/2021, S. 110)

Das Fettsäurenmuster bildet die Fettarten ab, die in den verschiedenen pflanzlichen Ölen enthalten sind. So sehen Sie auch, dass pflanzliche Öle einen geringen Anteil an dem gesättigten Fett und einen höheren Anteil an den einfach und mehrfach ungesättigten Fettarten aufweisen. Da im deutschsprachigen Raum die Ernährungsweise mit einem zu hohen Anteil an gesättigtem Fett einhergeht, können Sie durch eine bewusste Auswahl der pflanzlichen Öle die Fettqualität in Ihrer Ernährung positiv beeinflussen. Allerdings gilt zu beachten: 1–2 Esslöffel pflanzliches Öl pro Tag sind ausreichend für die protektive und antientzündliche Wirkung (ÖGE, 2023). Viel pflanzliches Öl beinhaltet auch viel Nahrungsenergie, die die Gesamtenergiezufuhr erhöhen kann.

Einen besonderen Stellenwert haben die essenziellen, mehrfach ungesättigten Fettarten, worauf hier im Detail Bezug genommen wird. Da die Omega-6-Fettsäuren und die Omega-3-Fettsäuren um denselben Stoffwechselweg konkurrieren, ist es besonders relevant, der Zufuhr an Omega-3-Fettsäuren mehr Beachtung zu schenken. Die Omega-3-Fettsäure Alpha-Linolensäure wird in die wirksame Eicosapentaensäure umgewandelt. Unter dem Begriff Omega-3-Fettsäuren werden verschiedene Fette (z. B. Eicosapentaensäure, Docosapentaensäure und Docosahexaensäure) zusammengefasst, die in unserem Körper wirken. Die Umwandlung kann durch eine zu hohe Zufuhr an Omega-6-Fettsäuren gehemmt werden, weshalb auf eine ausreichende Zufuhr an Omega-3-Fettsäuren geachtet werden sollte (D-A-CH Referenzwerte, 2019; Schlieper, 2018, S. 77).

Eine zu hohe Zufuhr an Omega-6-Fettsäuren wirkt proinflammatorisch, demnach entzündungsfördernd auf den Körper. Auch wenn Studien zeigen, dass ein regelmäßiger Konsum von Omega-6-Fettsäuren zur Senkung der Cholesterinwerte im Blut beiträgt und somit das kardiovaskuläre Risiko vermindert, entsteht kein ausschlaggebender Vorteil, da Omega-6-Fettsäuren ebenso entzündungsfördernd wirken (Dawczynski & Dawczynski, 2021, S. M653; Biesalski et al., 2019, S. 678). In der westlichen Ernährung entsteht so ein ungünstiges Verhältnis zwischen Omega-6-Fettsäuren und Omega-3-Fettsäuren (Dawczynski & Dawczynski, 2021, S. M651). Demnach werden zu viele Omega-6-Fettsäuren im Vergleich zu den Omega-3-Fettsäuren verzehrt. Laut D-A-CH Referenzwerten (2019) sollte dieses Verhältnis ausgewogener sein. Wie können Sie langfristig ein ausgewogenes Verhältnis in der Fett- und Ölauswahl umsetzen?

- Verwenden Sie 1–2 Esslöffel pflanzliche Öle mit einem hohen Anteil an einfach ungesättigten Fettsäuren sowie Omega-3-Fettsäuren. Besonders zum Braten und Kochen ist das Rapsöl geeignet, das Olivenöl ist reich an einfach ungesättigten Fettsäuren und gilt als ein hochwertiges Öl in der mediterranen Ernährung.
- Die moderate Zufuhr von 1 Esslöffel Streichfett pro Tag, z. B. in Form von Butter, gilt als eine adäquate Portionsmenge. Denn die Zufuhrempfehlung an gesättigtem Fett wird schnell überschritten, da diese Fettart in vielen Lebensmitteln von Natur aus enthalten ist.
- Bewusstere Lebensmittelauswahl in Hinblick auf die Fettzufuhr über tierische Lebensmittel: Fettarme sowie normalfette tierische Lebensmittel zu bevorzugen, reduziert die Zufuhr an gesättigtem Fett.
- Neben dem Raps- und Olivenöl ist die Verwendung von pflanzlichen Ölen, die reich an Omega-3-Fettsäuren sind, sinnvoll. Vor allem das Leinöl, das Chiasamen- und Walnussöl liefern die essenzielle Omega-3-Fettsäure, und auch das Algenöl kann einen hohen Anteil an Omega-3-Fettsäuren liefern.

Im nächsten Schritt wird auf die Wirkung der Omega-3-Fettsäuren eingegangen. Die Omega-3-Fettsäuren beeinflussen die Struktur der Zellschicht, die Konzentration und die Zusammensetzung der Blutfette. Darüber hinaus nehmen Omega-3-Fettsäuren Einfluss auf die Fettzusammensetzung der Zellschicht der Blutzellen, wodurch auch die Blutflusseigenschaften verändert werden. Denn unsere Körperzellen sind mit einer feinen Schicht ummantelt, die sich je nachdem, welche Fettarten wir essen, aufbaut. Omega-3-Fettsäuren sind weiters an entzündlichen Prozessen, der Blutgerinnung und an der Blutdruckregulation beteiligt (D-A-CH Referenzwerte, 2019; Dawczynski & Dawczynski, 2021, S. M651).

Zusammenfassend kann eruiert werden, dass die Omega-3-Fettsäuren anti-inflammatorisch und antithrombotisch wirken. Im Vergleich dazu fördern Omega-6-Fettsäuren proinflammatorische und prothrombotische Prozesse (Dawczynski & Dawczynski, 2021, S. M651).

Positive Wirkung der Omega-3-Fettsäuren:

- Verbesserung der Fließeigenschaft des Blutes
- Wirken antithrombotisch – Reduktion der Thrombozytenaggregation
- Senkung der Triglyceride (Blutfette)
- Senkung und Normalisierung des Blutdruckes
- Wirken entzündungshemmend

Aufgrund der Wirkmechanismen durch eine adäquate Omega-3-Fettsäurenzufuhr werden folgende Risiken gesenkt:

- Senkung des Risikos kardio-vaskulärer Ereignisse (Herzinfarkt, Schlaganfall)
- Senkung der kardiovaskulären Mortalität (Risiko, an Herz-Kreislauf-Erkrankungen zu sterben)
- Senkung der Gesamtsterblichkeit

In Bezug auf den pflegerischen Essalltag ist eine ausreichende Zufuhr an Omega-3-Fettsäuren sinnvoll. Gegen den zirkadianen Rhythmus zu arbeiten, erhöht das Risiko für Hypertonie sowie für kardio-vaskuläre Erkrankungen.

Wie kann eine ausreichende Omega-3-Fettsäurenzufuhr gelingen? Mehrere Omega-3-Fettsäure-Lieferanten stehen hier zur Verfügung. Einerseits sind Omega-3-Fettsäuren sowohl in fettreichen Seefischen wie Hering, Sardine, Makrele und Wildlachs enthalten, andererseits auch in beachtlichen Mengen in Algenöl, Leinöl und in Chiasamenöl. Zu ergänzen sind auch Samen und Nüsse, die zu einer höheren Zufuhr an mehrfach ungesättigten Fettsäuren beitragen können.

Doch vor einer zu hohen Zufuhr an mehrfach ungesättigten Fettsäuren sollte dennoch gewarnt werden. In den D-A-CH Referenzwerten (2019) wird von einer maximalen Zufuhr von 3 g Omega-3-Fettsäuren pro Tag gesprochen, da eine zu hohe Zufuhr an Omega-6- und Omega-3-Fettsäuren zu einer Blutungsneigung führt und die Funktion der Immunzellen beeinflusst.

Auch hier bieten die Portionsmengen der ÖGE eine fundierte Orientierungshilfe, um eine protektive Fettzusammensetzung über das Essen zu gewährleisten.

Zudem können Nahrungsergänzungsmittel sowie Omega-3-Fettsäure-Präparate (z. B. Algenöl, Algenkapseln) genutzt werden. Jedoch sollte hier auf eine hochwertige Qualität geachtet werden, um unerwünschte Belastungen mit Zusätzen und Schwermetallen zu vermeiden. Die Einnahme von Omega-3-Fettsäure-Präparaten sollte unter ärztlicher bzw. diätologischer Rücksprache erfolgen, da auch hier bereits die Zufuhrempfehlungen unter Berücksichtigung vorliegender Indikatoren bekannt sind. Der Bedarf an Omega-3-Fettsäuren kann mit 2 Portionen Seefisch pro Woche (Makrele, Sardellen, Hering oder Wildlachs) abgedeckt werden. Die Zufuhr von 2 g Omega-3-Fettsäuren wird als therapieunterstützend angesehen, um das Risiko für Herz-Kreislauf-Erkrankungen sowie Schlaganfall zu senken (Dawczynski & Dawczynski, 2021, S. M651).

8.3 Der 3. Schritt: Körperliche Bedürfnisse honorieren

Jeder kennt das Gefühl, hungrig zu sein. Hungergefühle können in einer unterschiedlichen Intensität auftreten. Es kann der positive, leichte Hunger sein, wenn wir uns auf das Essen freuen. Oder wir spüren den großen Bärenhunger, der so stark und überwältigend ist, dass wir uns überessen.

Grundsätzlich zeigt der Körper Hungergefühle, wenn Nährstoffe und Nahrungsenergie gebraucht werden. Diese Stoffwechselprozesse bieten einen entscheidenden Vorteil, wenn wir sie evolutionär betrachten. Wolfgang Langhans (2010, S. 550) beschrieb, dass wir vor Unterernährung besser als vor der Überernährung geschützt werden. Effizient und sinnvoll mit der vorhandenen Nahrungsenergie umzugehen und diese auch im Körper für Zeiten der Nahrungsknappheit zu speichern, sicherte früher unser Überleben.

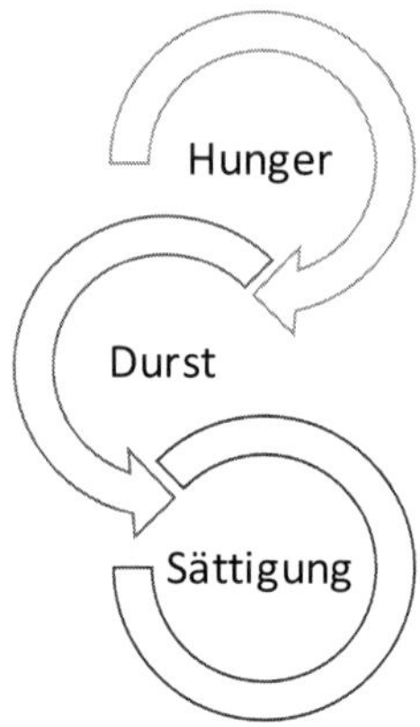

Abbildung 16: Körperliche Bedürfnisse honorieren (eigene Darstellung)

Das Gehirn verfügt über ein feinadjustiertes Energiewahrnehmungssystem. Einerseits ist es überlebensnotwendig, dass das Gehirn selbst ausreichend Energie erhält, und andererseits wird Energie auch für die Aufrechterhaltung der Stoffwechselvorgänge im Körper benötigt (Schell & Kleinridder, 2022, S. 178). In den Körperzellen befindet sich der Energiemotor, die Mitochondrien. Hier wird die Energieverbrennung umgesetzt (Schell & Kleinridder, 2022, S. 177). Das homöostatische System im zentralen Nervensystem steuert die Energieaufnahme und auch die Beendigung der Nahrungsaufnahme. Im Hypothalamus sind Nervenzellen an der Energiehomöostase beteiligt. Durch die Blut-

Hirn-Schranke nehmen Nervenzellen die Nährstoff- und Hormonkonzentrationen des Blutes wahr. Kohlenhydrate, Fette, Proteine sowie Hunger- und Sättigungshormone sind im Blut enthalten. Im zentralen Nervensystem befinden sich Nervenzellen, die unseren Appetit hemmen oder fördern können. Diese Nervenzellen sind wichtig für die feine Adjustierung der Energiehomöostase im Körper. Entsteht im Körper ein Energie- und Nährstoffdefizit, dann wird die Nahrungsaufnahme stimuliert (Schell & Kleinridder, 2022, S. 178). Demnach entstehen Hungergefühle, wenn die gespeicherten Energiereserven im Körper nicht mehr ausreichen. Die appetithemmenden Nervenzellen werden aktiviert, wenn der Körper ausreichend Energie und Nährstoffe erhalten hat.

8.3.1 Das Hunger-Sättigungs-System

Hungergefühle entstehen, wenn die Zellen im Körper Nahrungsenergie und Nährstoffe brauchen. Hierbei werden Hungerhormone und Botenstoffe ausgeschüttet, die dieses Gefühl aufkommen lassen, damit wir daran erinnert werden, zu essen. Das Hungerhormon Ghrelin wird ausgeschüttet, wenn sich ernährungsbedingt ein Energiedefizit aufgebaut hat (Druce et al., 2006, S. 293–296).

Ghrelin spielt mitunter eine wesentliche Schlüsselrolle, damit wir Hungergefühle spüren (Schell & Kleinridder, 2022, S. 181). Appetitanregende Nervenzellen werden durch Ghrelin stimuliert (Langhans, 2010, S. 552). Es entsteht ein Drang, Nährstoffe zu essen. Vor einer Mahlzeit ist der Ghrelin-Spiegel höher, er senkt sich mit der Nahrungsaufnahme einer kohlenhydrathaltigen Mahlzeit ab. 60–90 Minuten nach der kohlenhydrathaltigen Mahlzeit erreicht der Ghrelin-Spiegel den Ausgangswert vor der Mahlzeit. Zusammengefasst zeigt sich ein höherer Ghrelin-Spiegel vor dem Essen und seine Abnahme ist durch die Nährstoffaufnahme bedingt (Tschöb et al., 2001, S. 19–21; Shiiya et al., 2002, S. 240–244). Womöglich hilft hier ein praktisches Beispiel, um dies klarer darzulegen. Am Morgen nehmen Sie ein sättigendes Frühstück ein, z. B. ein Müsli mit Joghurt und Obst. Das Müsli wird über die

Speiseröhre an den Magen weitergeleitet und dort für die Nährstoffaufnahme im Dünndarm vorbereitet. Das Frühstück fördert, aufgrund der Portionsgröße, die Magendehnung. Dadurch werden Rezeptoren in der Magenschleimhaut stimuliert, die Sättigungssignale über den Vagusnerv an das Gehirn weiterleiten (Langhans, 2010, S. 550). Das ist somit die erste Instanz der Sättigung. Das Müsli wird portionsweise an den Dünndarm weitergeleitet, die Nährstoffe werden aufgespalten und über die Dünndarmschleimhaut in den Blutkreislauf aufgenommen. Der postprandiale Blutzuckeranstieg stimuliert die Insulinantwort, sodass die Nährstoffe in die Muskelzellen aufgenommen werden können. Die Nervenzellen und auch Körperzellen verbrennen zeitgleich bereits einen Teil der Nahrungsenergie, die über das Müsli aufgenommen wurde. Ein weiterer Anteil der aufgenommenen Nährstoffe wird in der Leber und in der Muskulatur gespeichert. Vor allem die Glukose spielt hier eine Schlüsselrolle. Nach dem Frühstück entsteht ein postprandialer Blutzuckeranstieg, der sich dann langsam wieder absenkt. Die Blutzuckerwerte normalisieren sich. Während keine weitere Nahrungsaufnahme erfolgt, gibt die Leber Glukose wieder an den Blutkreislauf ab, da Nerven- und Körperzellen auf eine beständige Energieversorgung angewiesen sind. Die Muskelzellen können Glukose speichern und auch verbrennen, jedoch sind Muskelzellen nicht in der Lage, die gespeicherte Glukose an das Blut abzugeben. Diesbezüglich bestimmen die Leberreserven, wie lange ein konstanter Blutzuckerspiegel aufrecht erhalten bleibt (Bergheim & Burger, 2022, S. 90; Schell & Kleinridders, 2022, S. 179). Wenn die Leberreserven zur Neige gehen und der Blutzuckerspiegel nicht aufrechterhalten werden kann, dann werden vermehrt Hungerhormone ausgeschüttet. Unregelmäßige Essenszeiten, zu kleine Portionen, eine unzureichende Portionsmenge an Kohlenhydraten und auch Diätverhalten fördern Heißhungergefühle, weil der Körper nicht ausreichend mit Nährstoffen und Energie versorgt wird (Fairburn, 2015, S. 60; Tribole & Resch, 2013, S. 104). Wichtig zu erwähnen ist auch folgender Punkt: Der Körper stellt aus dem körpereigenen Eiweiß (z. B. Muskeleiweiß)

Glukose her, wenn die Zufuhr an Kohlenhydraten nicht ausreichend ist (D-A-CH Referenzwerte, 2019).

Aufgrund dessen ist es so wichtig, auf Hungersignale zu achten, die sich zu Beginn subtil zeigen können. Das Hungergefühl ist ein subjektives Empfinden. Woran können Sie erkennen, dass Sie Hunger haben? Hier werden typische Hungersignale angeführt, damit Sie schneller für sich erkennen können, wann der Körper wieder Nährstoffe braucht (Tribole & Resch, 2013, S. 105; Fairburn, 2012, S. 29; Fiechtl, 2022, S. 68):

- Magengrummeln
- Flaues Gefühl im Magen
- Magenknurren, Magenkneifen
- Benommenheit
- Konzentrationsschwierigkeiten
- Kopfschmerzen
- Kopfdruck
- Kälteempfinden
- Essensgedanken
- Negative Stimmung

MERKE: Achten Sie auf Ihre subjektiven Hungersignale, damit Sie Ihren Körper rechtzeitig mit wertvollen Nährstoffen versorgen können.

Im beruflichen Alltag kann es unter Umständen auch herausfordernd sein, regelmäßig zu essen. Hungergefühle im pflegerischen Alltag kommen auf, wenn eine Essenspause gerade nicht möglich ist. Nicht selten werden Hungersignale unterdrückt, damit der Arbeit nachgegangen werden kann. Anstatt etwas zu essen, werden koffeinhaltige Getränke konsumiert oder viel Wasser getrunken, um weiterarbeiten zu können. Koffeinhaltige Getränke überdecken die Konzentrationsschwierigkeiten, die aufgrund eines Energie- und Nährstoffmangels aufgekommen sind. Eine höhere Zufuhr an Trinkflüssigkeit stimuliert die kurzweilige Sättigung über die Magenrezeptoren. Hungersignale können so schnell unterdrückt bzw. ignoriert werden. Insbesondere, wenn der pflegerische Berufsalltag arbeitsintensiv ist, wird auf das Essen und die Pausen schnell vergessen (Schmal, 2015, S. 71–72). Der Essalltag wird chaotischer und der Essrhythmus unregelmäßiger. Hungergefühle rücken mehr in den Hintergrund, weil das subjektive Empfinden im Arbeitsalltag zu oft ignoriert oder abgeschwächt wurde. Doch das Hungergefühl ist ein körperliches Bedürfnis, welches essenziell ist (Tribole & Resch, 2013, S. 104–105; Fiechtl, 2022, S. 68).

In Tabelle 11 ist die Hunger-Sättigungs-Skala von Tribole und Resch (2017, S. 49) angeführt. Anhand der Stufen können Sie Ihre eigenen Hunger- und Sättigungsgefühle besser zuordnen. Die Stufe 5 beschreibt den neutralsten Zustand, wenn Sie weder Hunger noch Sättigung empfinden. Die Stufen 1–4 beschreiben die unterschiedlichen Hungergefühle in ihrer Intensität. Die verschiedenen Sättigungsgefühle können Sie anhand der Abstufungen 6–10 einsehen.

Tabelle 11: Hunger-Sättigungs-Skala adaptiert nach Tribole und Resch (2017, S. 49)

Stufen	Beschreibung Hunger- und Sättigungsempfinden
1	Ausgehungert, gereizt, matt
2	Sehr hungrig, leicht gereizt und wenig Energie
3	Hungrig, Magenknurren
4	Leicht hungrig, leichtes Magenknurren
5	Zufrieden, weder hungrig noch voll
6	Angenehm satt. Essen wird nicht mehr gebraucht
7	Voll, leichtes Unwohlsein
8	Zu voll, Druckgefühl und Unwohlsein
9	Übermäßig voll, großes Unwohlsein
10	Völlegefühl, Bauch- und Magenschmerzen

Spüren Sie im Verlauf des Tages, wie Sie Hungergefühle wahrnehmen und wie intensiv diese sind. Die Tabelle 11 dient hier als Orientierung, um die Intensität der eigenen Hungergefühle besser einordnen zu können. Der Körper zeigt das Bedürfnis nach Nahrungsenergie und Nährstoffen durch Hungersignale. In der Regulation der Nahrungsaufnahme sind Sättigungshormone genauso essenziell. Durch die Magendehnung und Nährstoffaufnahme werden Stoffwechselhormone und Signalbotenstoffe ausgeschüttet, die das Gefühl der Sättigung aufkommen lassen (Schell & Kleinridders, 2022, S. 176–179). Die in der Tabelle 11 beschriebenen Sättigungsstufen geben Ihnen die Möglichkeit, Ihr persönliches Sättigungsempfinden bewusster wahrzunehmen und einzuordnen. Zudem können Sie über den hier angeführten QR-Code das Ernährungsprotokoll herunterladen, welches die Hunger-/Durst- sowie Sättigungssignale berücksichtigt. Dadurch können Sie Ihre Ernährungsgewohnheiten und Ihre Essensentscheidungen in Zusammenhang mit Ihren körperlichen Signalen genauer erkunden.

8.3.2 Den Durst richtig löschen

Ein Durstgefühl entwickelt sich, wenn der Wassergehalt im Körper um etwa 1 % absinkt. Mehr als die Hälfte des menschlichen Körpers besteht aus Wasser. Der Flüssigkeitsbedarf eines Menschen richtet sich nach den Flüssigkeitsverlusten, die über den Harn, den Stuhl, über die Haut und über die Lunge auftreten. Diese Verluste werden über die Getränke, über das Oxidationswasser und über die Nahrung ausgeglichen. Etwa 300 ml Oxidationswasser entstehen, wenn Nährstoffe im Körper enzymatisch abgebaut und genutzt werden (D-A-CH Referenzwerte, 2019; Schlieper, 2019, S. 160). Dies trägt auch zur Flüssigkeitszufuhr, wie in der Tabelle 12 ersichtlich ist, bei.

Tabelle 12: Wasserbilanz (ml/Tag) Erwachsene (D-A-CH Referenzwerte, 2019)

Wasserzufuhr über	Menge	Wasserabgabe über	Menge
Getränke	1440 ml	Urin	1440 ml
Wasser in fester Nahrung	875 ml	Stuhl	160 ml
Oxidationswasser	335 ml	Haut	550 ml
		Lunge	500 ml
Gesamtwasserzufuhr	**2650 ml**	**Wasserabgabe**	**2650 ml**

Der Flüssigkeitsbedarf richtet sich nach dem Körpergewicht, dem Alter, dem Klima, der Kochsalzzufuhr und auch der körperlichen Aktivität. Je älter wir werden, desto weniger Flüssigkeit braucht der Körper pro Tag.

Ab dem 51. Lebensjahr liegt die empfohlene Wasserzufuhr bei 30 ml pro kg Körpergewicht. Personen vom 19.–51. Lebensalter benötigen 35–40 ml pro kg Körpergewicht. Vor allem an Sommer- und Hitzetagen ist eine höhere Flüssigkeitszufuhr von 40 ml pro kg Körpergewicht wichtig, damit der Körper nicht dehydriert. Weil das Durstgefühl erst dann aufkommt, wenn bereits ein Flüssigkeitsmangel vorliegt, ist eine regelmäßige Flüssigkeitszufuhr über den Tag verteilt sinnvoll. So wird empfohlen, alle 1–2 Stunden ein Glas Wasser (0,2 Liter) zu trinken, auch wenn das Durstempfinden noch nicht aufgekommen ist (Kreuel, 2023, S. 99).

Anhand des folgenden Beispiels lässt sich so die Flüssigkeitszufuhr über Getränke berechnen: Eine Pflegefachkraft (Alter: 32 Jahre, Gewicht: 70 kg) benötigt insgesamt 2450 ml Wasser pro Tag. 70 kg × 35 ml = 2450 ml Wasserzufuhr über Getränke und feste Nahrung.

Nachdem die Gesamtwasserzufuhr errechnet wurde, wird die Flüssigkeitszufuhr über die Nahrung abgezogen. Die Literatur gibt unterschiedliche Werte an, wie viel Flüssigkeit über die Nahrung zugeführt wird. In den D-A-CH Referenzwerten (2019) werden 875 ml Nahrungsflüssigkeit angegeben. Schlieper (2019, S. 160) geht von einer Flüssigkeitszufuhr über die Nahrung von ca. 1 Liter pro Tag aus. Grundsätzlich variiert die Wasserzufuhr über die Nahrung, da sie davon abhängig ist, welche Lebensmittel verzehrt werden und wie das Essen zubereitet wird. Wird der Wert aus den D-A-CH Referenzwerten (2019) herangezogen, und die 875 ml/Tag Wasserzufuhr über die Nahrung werden von dem Gesamtwasserbedarf von 2450 ml/Tag abgezogen, bleibt ein Flüssigkeitsbedarf über Getränke von ca. 1500–1600 ml/Tag übrig. Demnach kann der individuelle Flüssigkeitsbedarf ausgerechnet werden. Die österreichische Gesellschaft für Ernährung (ÖGE, 2025) empfiehlt anhand der 10 Regeln der ÖGE, mindestens 1,5 Liter Flüssigkeit pro Tag zu trinken. Sie können sich an den Empfehlungen der ÖGE orientieren oder Ihren individuellen Flüssigkeitsbedarf errechnen.

Tabelle 13: Bedarf an Trinkflüssigkeit – Rechenbeispiel (Klein et al., 2016, S. 71)

Berechnung	70 kg × 35 ml pro kg Körpergewicht
Gesamtflüssigkeitsbedarf	2450 ml/Tag
Abzüglich Nahrungsflüssigkeit	–875 ml/Tag
Flüssigkeitsbedarf über Getränke	1575 ml/Tag

„Trinken bevor der Durst kommt, denn Durst ist ein zu spätes Warnsignal" (Klein et al., 2016, S. 71). Es kann herausfordernd sein, auf das Trinken nicht zu vergessen. Schmal (2015, S. 80) beschreibt eine Situation im pflegerischen Alltag, die allzu oft passiert: Im Stress vergessen wir auf das Trinken und auch auf das Essen. Am Ende des Tages wird die Flüssigkeitszufuhr dementsprechend nachgeholt. Jedoch birgt dies das Risiko, nachts öfters die Toilette aufsuchen zu müssen.

Was sind typische Durstgefühle? Woran können wir erkennen, dass wir Durst haben?

- Mundtrockenheit
- Leistungsabfall
- Zunehmende Müdigkeit

- Kopfschmerzen
- Benommenheit
- Muskelkrämpfe

Wie können Sie vorgehen, um eine ausreichende Flüssigkeitszufuhr einzuhalten?

In der Praxis hat sich eine Vorgehensweise anhand der folgenden 3 Schritte bewährt:

- Den Flüssigkeitsbedarf über Getränke berechnen.
- Die tatsächlich zugeführte Trinkflüssigkeit mit der berechneten Flüssigkeitszufuhr über Getränke abgleichen.
- Den physiologischen Flüssigkeitsbedarf über Getränke stillen.

Im letzten Schritt kann anhand des physiologischen Flüssigkeitsbedarfs die Flüssigkeitsmenge über Getränke angepasst werden.

Um die tatsächliche Trinkmenge pro Tag festzustellen, kann ein Trinkprotokoll weiterhelfen. Anhand dessen kann die eigene Einschätzung bezüglich der Trinkmenge objektiviert werden. Unter diesem QR-Code können Sie direkt auf das Trinkprotokoll zugreifen.

In der folgenden Auflistung sind Getränkebeispiele angeführt, die als Durstlöscher bestens geeignet sind (Höfler & Sprengart, 2018, S. 140):

- Leitungswasser
- Ungesüßter Tee
- Stilles Wasser, Mineralwasser
- Wasser/Mineralwasser mit Zitronensaft (Sodazitrone)
- Wasser/Mineralwasser mit Limettensaft
- Wasser/Mineralwasser mit Ingwer oder anderen Gemüsesorten wie Gurken. Wasser oder Mineralwasser kann geschmacklich auch mit stückigem Obst und/oder mit Kräutern, z. B. mit Himbeeren, Orangenscheiben, Zitronenspalten, Cola-Strauch (= Eberraute) oder Pfefferminzblättern, verfeinert werden.

Grundsätzlich darf die Getränkeauswahl an Sommer- und Hitzetagen angepasst werden. Bereits leichte Flüssigkeitsverluste vermindern die Thermoregulation, die körperliche Leistungsfähigkeit sowie das Hungergefühl. Größere Flüssigkeitsverluste an Sommer- und Hitzetagen führen oftmals zu Kopfschmerzen, erhöhter Körpertemperatur sowie Atemfrequenz, verlängerter Reaktionszeit, reduzierter Konzentration und Aufmerksamkeitsspanne, Schläfrigkeit und Reizbarkeit. Außerdem kann bei körperlicher Anstrengung in der Hitze eine verminderte Durchblutung des Magen-Darm-Traktes entstehen, sodass die Flüssigkeits- und Nährstoffaufnahme reduziert ist. Die Elektrolyt- und Flüssigkeitsverluste können durch rein hypotone Getränke sowie elektrolytarmes Wasser nicht ausreichend ausgeglichen werden. Deshalb erscheint es ernährungsphysiologisch sinnvoll, an heißen Sommer- und Hitzetagen eine Prise Salz zum Leitungswasser hinzuzugeben. Natriumchloridhaltige Mineralwassersorten, die mehr als 200 mg Natrium/l beinhalten, sind ebenfalls geeignete Hitze-Getränke, um die Salzverluste durch Schwitzen auszugleichen. Für den Geschmack können neben den bisher genannten Getränkebeispielen auch verdünnte Gemüse- und Obstsäfte (1 Teil Saft und 3 Teile Wasser) gewählt werden, um die Flüssigkeitsresorption über den Darm bei Hitze zu fördern. Hier ist zu berücksichtigen, dass Personen mit Prädiabetes sowie Diabetes Mellitus Typ II bevorzugt Ingwer-Shots, Zitronen- bzw. Limettensaft nutzen sollten (Kreuel, 2023, S. 98–99).

Energiereiche sowie gesüßte Getränke sind ungeeignet, um den Durst zu löschen. Folgende Getränkebeispiele zählen zu Genussmitteln (Höfler & Sprengart, 2018, S. 140):

- Limonaden, Coca Cola, Pepsi
- Fruchtsäfte, Sirup
- Alkoholische Getränke wie z. B. Bier, Wein, Sekt
- Fruchtbuttermilch, Fruchtmolke
- Kaffee, Kaffeespezialitäten

Insbesondere „flüssige", gesüßte Genussmittel verhalten sich im Körper hyperton und fördern, dass der Körper durstiger wird. Zudem sind zuckerhaltige Getränke aufgrund des Blutzuckeranstiegs und den damit einhergehenden gesundheitlichen Folgen problematisch (Schlieper, 2019, S. 160).

9 Der Ernährungsplan als Orientierungshilfe für den eigenen Essalltag

Die Zeiten, zu denen im Schichtdienst die Mahlzeiten und die Zwischenmahlzeiten eingeplant werden können, wurden im vorherigen Kapitel angeführt. In diesem Abschnitt wird aufgezeigt, was im Schichtdienst zu den Essenszeiten verzehrt werden kann. Die dazugehörigen praxiserprobten Rezepte sind im Anschluss beschrieben.

Zunächst werden unterschiedliche Szenarien illustriert, u. a. der Frühdienst, der Spätdienst, der Nachtdienst und die freien Tage.

9.1 Nährstoffreiche Mahlzeiten für den Essalltag im Frühdienst

Tabelle 14: Möglicher Essalltag im Frühdienst – Variante 1

Essens- und Dienstzeiten	Dienst- und Essalltag
4.50 Uhr	Aufstehen
5.00 Uhr	Kleines Frühstück: Müsli mit Haferflocken, Joghurt und Obst
5.30 Uhr oder 6.00 Uhr	Dienstbeginn & Übergabe
Zwischen 10.00 und 11.00 Uhr	Pause (30 Minuten oder zweimal 15 Minuten) Zeit für eine Zwischenmahlzeit: Brotscheiben mit Frischkäse und Schnittkäse, dazu Gemüse
14.00 Uhr	Übergabe & Dienstschluss

Zwischen 14.30 und 15.00 Uhr	Schnelles Mittagessen: Penne mit Tomatensoße und Schafskäse
19.00 Uhr	Abendessen: Brotscheiben mit Rührei und Gemüse
22.00 Uhr	Schlafenszeit

Tabelle 15: Möglicher Essalltag im Frühdienst – Variante 2

Essens- und Dienstzeiten	Dienst- und Essalltag
4.50 Uhr– 5.00 Uhr	Aufstehen (abhängig vom Dienstbeginn und dem Arbeitsweg)
	Zu früh für ein Frühstück
5.30 Uhr oder 6.00 Uhr	Dienstbeginn & Übergabe
Zwischen 8.00 und 9.00 Uhr Zwischen 11.00 und 12.00 Uhr	Pause (30 Minuten oder zweimal 15 Minuten) Zeit für eine kleines Frühstück: Müsli mit Haferflocken, Joghurt und Obst Eine sättigende Zwischenmahlzeit zwischendurch einplanen: Brotscheiben mit Frischkäse und Schnittkäse, dazu Gemüse
14.00 Uhr	Übergabe & Dienstschluss
Zwischen 14.30 und 15.00 Uhr	Schnelles Mittagessen: Penne mit Tomatensoße und Schafskäse
19.00 Uhr	Abendessen: Brotscheiben mit Rührei und Gemüse
22.00 Uhr	Schlafenszeit

9.2 Nährstoffreiche Mahlzeiten für den Essalltag im Spätdienst

Tabelle 16: Möglicher Essalltag im Spätdienst – Variante 1

Essens- und Dienstzeiten	Dienst- und Essalltag
7.00 Uhr	Aufstehen
Zwischen 7.00 und 8.00 Uhr	Frühstück: Brotscheiben mit Butter und Marmelade, dazu ein Joghurt
Zwischen 12.00 und 13.00 Uhr	Mittagessen: Linsengemüsesuppe mit Brot
14.00 Uhr	Übergabe & Dienstbeginn
Zwischen 15.00 und 16.00 Uhr	Pause (30 Minuten oder zweimal 15 Minuten) Zwischenmahlzeit einplanen: Müsliriegel
19.00 Uhr	Abendessen: Kaspressknödel mit Salat
22.00 Uhr	Übergabe & Dienstschluss
22.30–23.00 Uhr	Schlafenszeit

Tabelle 17: Möglicher Essalltag im Spätdienst – Variante 2

Essens- und Dienstzeiten	Dienst- und Essalltag
7.00 Uhr	Aufstehen
Zwischen 7.00 und 8.00 Uhr	Frühstück: Brotscheiben mit Butter und Marmelade, dazu ein Joghurt
Zwischen 12.00 und 13.00 Uhr	Mittagessen: Linsengemüsesuppe mit Brot
14.00 Uhr	Übergabe & Dienstbeginn

Zwischen 15.00 und 16.00 Uhr	Pause (30 Minuten oder zweimal 15 Minuten) Zwischenmahlzeit einplanen: Müsli mit Getreideflocken und Honig, dazu Obst
19.00 Uhr	Keine Zeit für ein Abendessen oder eine Zwischenmahlzeit
22.00 Uhr	Übergabe & Dienstschluss
22.30 Uhr	Leicht verdauliches kleines Abendessen: Tomaten-Mozzarella-Salat mit Brot
23.00 Uhr	Schlafenszeit

9.3 Nährstoffreiche Mahlzeiten für den Essalltag im Nachtdienst

Tabelle 18: Möglicher Essalltag im Nachtdienst

Essens- und Dienstzeiten	Dienst- und Essalltag
7.00 Uhr	Aufstehen
Zwischen 7.00 und 9.30 Uhr	Frühstück: Brote mit Schinken und Käse, dazu Gemüse
Zwischen 13.00 und 14.00 Uhr	Mittagessen: Reisfleisch mit einem gemischten Salat
Zwischen 18.00 und 19.00 Uhr	Abendessen vor dem Nachtdienst: Gebackener Feta mit Oliven, Gemüse und Brot
22.00 Uhr	Dienstbeginn & Übergabe
Zwischen 22.00 und 0.00 Uhr	Ggfs. nach Bedarf kleine warme Zwischenmahlzeit sowie warme Getränke einplanen: Tomaten-Linsen-Suppe
1.00–6.00 Uhr	Im besten Fall keine Snacks und Mahlzeiten essen
6.00–6.30 Uhr	Übergabe & Dienstschluss

6.30–7.00 Uhr	Leicht verdauliches kleines Frühstück: Brote mit Topfenaufstrich
7.00–14.00 Uhr	Schlafenszeit
14.00–15.00 Uhr	Mittagessen: Röstkartoffeln mit Ei und Gemüse
19.00–20.00 Uhr	Abendessen: Brote mit geräuchertem Forellenfilet und Topfenaufstrich, dazu Gemüse
22.00 Uhr	Dienstbeginn & Übergabe

9.4 Nährstoffreiche Mahlzeiten für die freien Tage und im Urlaub

Tabelle 19: Möglicher Essalltag an einem freien Tag bzw. an einem Urlaubstag

Essens- und Dienstzeiten	Dienst- und Essalltag
7.00–8.00 Uhr	Aufstehen
Zwischen 8.00 und 9.00 Uhr	Frühstück: Porridge aus Haferflocken, Nüssen, Milch und Obst
Zwischen 12.00 und 13.00 Uhr	Mittagessen: Kartoffel-Wedges mit Schafskäsedip und Kichererbsen-Gurkensalat
15.00 Uhr	Ggfs. eine Zwischenmahlzeit, wenn der Hunger aufkommt: Obst mit Topfencreme
Zwischen 18.00 und 19.00 Uhr	Abendessen: Spaghetti mit Gemüsesoße und Parmesan
22.00 Uhr	Schlafenszeit

10 Schnelle und einfache Rezepte für den pflegerischen Essalltag

10.1 Hydration und Immunbooster – geeignete Getränke

Infused Water eignet sich hervorragend als erfrischendes Getränk – sowohl in der warmen als auch in der kühleren Jahreszeit. Die folgenden Beispiele zeigen, wie man Leitungs- oder Mineralwasser auf natürliche Weise geschmacklich verfeinern kann.

Für ein intensives Aroma ist es wichtig, die Zutaten mindestens 1–2 Stunden ziehen zu lassen. Außerdem können die Getränke im Kühlschrank gelagert und als geeignetes Sommergetränk an Hitzetagen getrunken werden.

- 1 Liter Leitungswasser oder Mineralwasser mit Saft einer ausgepressten Bio-Zitrone, 2–3 Bio-Zitronenscheiben sowie 1–2 Rosmarinzweigen
- 1 Liter Leitungswasser oder Mineralwasser mit Saft einer ausgepressten Bio-Limette und 3–4 Bio-Gurkenscheiben
- 1 Liter Leitungswasser oder Mineralwasser mit einer Handvoll Bio-Himbeeren und 2 Scheiben einer Bio-Orange
- ¾ Liter Leitungswasser oder Mineralwasser mit ½ Bio-Gurke, 2 EL Zitronensaft einer Bio-Zitrone und 2–3 Minzblättern
- 1 Liter Leitungswasser oder Mineralwasser mit 1 Handvoll gewürfelten Ananasstücken, 2–3 frischen Ingwerscheiben und 1–2 Scheiben Bio-Zitrone

Selbstgemachter Ingwer-Shot

Zutaten für 1 Portion:

- 1 Bio-Orange
- 25 g Ingwer frisch
- ¼ TL Kurkuma
- ¼ TL Zimt
- 1 TL Reissirup
- Saft von 1 Bio-Zitrone
- Schale von ½ Bio-Zitrone
- 100 ml Wasser

Zubereitung:

Den Ingwer schälen und fein schneiden. Die Zitrone heiß waschen und halbieren. Danach die Orange waschen, schälen und das Fruchtfleisch kleinschneiden. Alle Zutaten in ein Gefäß füllen und mit einem Mixer oder Mixstab pürieren. Der Ingwer-Shot kann mit kaltem oder heißem Wasser getrunken werden. 1 Teelöffel bis 1 Esslöffel für ein großes Glas bzw. eine Tasse ist ausreichend. Der Ingwer-Shot sollte im Kühlschrank aufbewahrt werden. Vor Gebrauch schütteln.

10.2 Start in den Tag – Nährstoffreiche Frühstücksvariationen

Schneller, nährstoffreicher Schoko-Shake

Zutaten für 1 Portion:

- 5–6 EL Hafermark
- 1 Glas mit 200–250 ml Milch 3,5 % Fett (Alternative: Sojadrink)
- 2 EL Instant-Kakaopulver
- 1 Packung Vanillezucker (ca. 8 g pro Packung)

Zubereitung:

Alle Zutaten mit einem Schneebesen verrühren.

Einfacher, ausgewogener Bananen-Shake

Zutaten für 1 Portion:
3–4 EL Hafermark
1 Glas mit 200–250 ml Milch 3,5 % Fett (Alternative: Sojadrink)
1 Banane (Alternativen: Himbeeren, Erdbeeren, Heidelbeeren)
1 EL Honig (Alternativen: Reissirup, Agavensirup, Dattelsirup)

Zubereitung:

Alle Zutaten mit einem Schneebesen verrühren.

Eiweißreiches Müsli mit Dinkelflocken, Topfen, Apfel und Karotte

Zutaten für 1 Portion:
3–4 EL Dinkelflocken
½ Becher mit 125 g Topfen (Quark) 3,5 % Fett
2–3 EL Milch 3,5 % Fett
1 Karotte
1 Apfel
1 Prise Zimt
1 EL Honig (Alternativen: Reissirup, Agavensirup)
etwas Zitronensaft (bei Bedarf)

Zubereitung:

Den Apfel und die Karotte gründlich waschen. Danach mit einer Reibe den Apfel und die Karotte nach Belieben fein oder grob reiben. Den Topfen mit der Milch verrühren, sodass eine cremige Topfenmasse entsteht. Ggfs. etwas Zitronensaft hinzugeben, damit das Frühstück länger frisch bleibt. Am Schluss alle Zutaten vermischen.

Darmfreundliches Müsli mit Haferflocken, Joghurt und Obst

Zutaten für 1 Portion:
3–4 EL Haferflocken
1 Becher mit 200–250 g Naturjoghurt 3,5 % Fett
1 Handvoll Obst[1]
1 EL Leinsamen nach Bedarf

Leichtes Frühstück: Brotscheiben mit Butter und Marmelade, dazu ein Joghurt

Zutaten für 1 Portion:
2–3 Scheiben Brot[3]
pro Brotscheibe 1 TL Butter und 1 EL Marmelade
200–250 g Naturjoghurt 3,5 % Fett

Frühstück für den Muskelaufbau: Brote mit Schinken und Käse, dazu Gemüse

Zutaten für 1 Portion:
2–3 Scheiben Brot[3]
pro Brotscheibe 1 TL Butter
2 Scheiben Schnittkäse 45 % Fett i. Tr.
2 Scheiben Schinken
Gemüse nach Wahl[2]

Eiweißreiches Frühstück: Brote mit Topfenaufstrich und Gemüse

Zutaten für 1 Portion:

- 2–3 Scheiben Brot[3]
- 80 g Topfen/Quark 20 % Fett i. Tr.
- 2 EL Naturjoghurt 3,5 % Fett
- ½ TL Sauerrahm
- 1 Prise jodiertes Salz, Pfeffer
- Gemüse nach Wahl[2]

Zubereitung:

Topfen, Naturjoghurt, Sauerrahm, Salz und Pfeffer cremig verrühren und zu einem Aufstrich weiterverarbeiten. Wer frische Kräuter verwendet, sollte sie am Schluss hinzugeben, weil einige Kräuter beim Verrühren Bitterstoffe abgeben.

Weitere mögliche Zutaten für den Aufstrich: Senf, Kren (Meerrettich), Zitronensaft, Kräuter, Chili, Karotten, Kapern, Eier, Paprikapulver.

Warmes Porridge aus Haferflocken, Nüssen, Milch und Obst

Zutaten für 1 Portion:

- 5 EL Haferflocken
- 250 ml Milch 3,5 % Fett
- ½ Handvoll Obst[1]
- 1 EL Nüsse
- 1 EL Leinsamen nach Bedarf
- bei Bedarf Gewürze: Zimt, Kardamom, Vanille, Kakao

Zubereitung:

Die Milch in einem Topf aufwärmen. Die Haferflocken hinzufügen und unterrühren. Bei Bedarf kann das Porridge auch mit Gewürzen wie Zimt, Kardamom sowie Vanille verfeinert werden. Den Kochtopf von der Herdplatte nehmen und den Haferflockenbrei in eine Schüssel geben. Leinsamen, Nüsse sowie das Obst (geschnitten) auf den Brei geben.

10.3 Leicht umsetzbare Hauptmahlzeiten für das Mittag- und Abendessen

Eiweißreiche, einfache Mahlzeit: Brotscheiben mit Rührei und Gemüse

Zutaten für 1 Portion:

- 2–3 Scheiben Brot[3]
- 2 Eier
- 1 EL Parmesan/Hartkäse 45 % Fett i. Tr.
- 1 EL Rapsöl
- 1 Prise jodiertes Salz, Pfeffer
- Gemüse nach Wahl[2]

Zubereitung:

Die Eier verrühren. Öl in einer Pfanne erhitzen und die Eier darin anbraten. Den Parmesan/Hartkäse raspeln und über das Rührei geben. Mit Salz und Pfeffer würzen. Gemüse nach Wahl hinzugeben.

Spaghetti mal anders: Spaghetti mit grüner Soße und Parmesan

Zutaten für 1 Portion:

- 200 g Nudeln gekocht (= 80 g roh)
- 2 Handvoll Kräuter (Bärlauch, Spinat, Basilikum, Schnittlauch, Petersilie etc.)
- 20 ml Soja-Cuisine (veganer Sahneersatz)
- 25 ml Sojadrink
- 2 EL Parmesan
- ½ Knoblauchzehe
- 1 Prise jodiertes Salz, Pfeffer

Zubereitung:

Die Kräuter gründlich waschen und grob hacken.

Den Parmesan raspeln und bereitstellen. In einem Topf Wasser zum Kochen bringen. Etwas Salz hinzugeben und die Nudeln darin garen. Die Nudeln in einem Sieb abgießen. In der Zwischenzeit die Kräuter, die Knoblauchzehe und Soja-Cuisine sowie Sojadrink in einem Mixer zu einer hellgrünen Soße fein pürieren.

Die grüne Soße in eine Pfanne oder in einen Topf geben und dann die Nudeln unterrühren. Kurz das Gericht nochmals erwärmen und die Zutaten miteinander vermengen.

Am Schluss mit Parmesan und frischen Kräutern die Nudelpfanne garnieren.

Sättigende, österreichische Kaspressknödel mit Salat

Zutaten für 4 Portionen:
250 g Semmelwürfel
125 ml Milch 3,5 % Fett
1 kleine Zwiebel
40 g Butter
230 g Bergkäse 45 % Fett i. Tr.
4 Eier
etwas Schnittlauch, Petersilie
2 EL Öl zum Anbraten
2–3 Handvoll Feldsalat
2 Karotten
1 EL Balsamicoessig
2 EL Olivenöl
1 Prise jodiertes Salz, Pfeffer und 1 Prise Zucker

Zubereitung:

Semmelwürfel in Milch einweichen, Zwiebel schneiden und in Butter glasig anrösten, zu den eingeweichten Semmelwürfeln geben, kleinwürfelig geschnittenen Käse, Salz, Eier, Schnittlauch und Petersilie untermengen. In einer Pfanne 2 EL Öl erhitzen, mit einem Esslöffel Teighäufchen auf das heiße Öl setzen, plattdrücken und langsam goldbraun backen. Karotten schälen und fein raspeln. Den Salat waschen, mit Karottenraspeln und dem Dressing vermischen. Die Knödel mit Salat anrichten.

Mediterrane, ausgewogene Mahlzeit: Gebackener Feta mit Oliven, Gemüse und Brot

Zutaten für 1 Portion:
½ Packung (= 75 g) Feta oder Schafskäse 45 % Fett i. Tr.
1 Handvoll Cocktailtomaten
4 Oliven, entsteint
1 Stange Frühlingszwiebel
2 EL Olivenöl
1 Scheibe Brot[3]

Zubereitung:

Backrohr auf 220 °C Umluft vorheizen. Alufolie auf einem Backblech ausbreiten (ca. ½ Backblech groß), Schafskäse auf die Alufolie legen, geschnittene Cocktailtomaten, Oliven und Frühlingszwiebel darüber und rundherum verteilen. Olivenöl darüber verteilen. Alufolie einklappen und mit dem Backblech für ca. 10 Minuten ins Backrohr geben. Mit der Alufolie auf dem Teller zu Brot servieren.

Linsenpower: der Belugalinsensalat

Zutaten für 2 Portionen:

- 60 g Belugalinsen (roh)
- ¼ Gurke
- 100 g Schafskäse
- 4 Kirschtomaten
- 1 Handvoll Rucola oder Petersilie, Basilikum, Schnittlauch
- 2 EL Olivenöl
- 1 EL Balsamicoessig
- 1 EL Reissirup
- 1 Prise jodiertes Salz, Pfeffer
- 1–2 Scheiben Schwarzbrot (geröstet)

Zubereitung:

In einem Topf 120–180 ml Wasser mit etwas Salz zum Kochen bringen. Die Belugalinsen hinzufügen und ca. 20–30 Minuten leicht köcheln lassen. In der Zwischenzeit die Kirschtomaten und die Gurke waschen und kleinschneiden. Ggfs. kann die Gurke vorher geschält werden. Eine Handvoll Rucola/Kräuter waschen und grob hacken. Für das Dressing Balsamicoessig, Olivenöl, Reissirup und Gewürze miteinander vermengen. Sobald die Belugalinsen durchgegart sind, in einem Sieb das Kochwasser abseihen und die Belugalinsen in eine Schüssel geben. Die restlichen Zutaten und das Dressing untermischen. Am Schluss den Schafskäse würfelig schneiden und über den Salat geben. Passend dazu kann Schwarzbrot geröstet und zum Linsensalat gegessen werden.

Mediterrane Tomaten-Mozzarella-Platte mit Brot

Zutaten für 1 Portion:

- 1 Kugel Mozzarella 45 % Fett i. Tr.
- 200 g Tomaten
- 1 Handvoll Rucola
- 1 EL Olivenöl
- 2 Scheiben Brot[3]
- 1 EL Balsamicoessig, 1 Prise jodiertes Salz, Pfeffer

Zubereitung:

Die Kugel Mozzarella sowie die Tomaten in Scheiben schneiden. Danach den Rucola waschen. Auf einem Teller oder einer Platte die Tomaten- und Mozzarellascheiben abwechselnd aneinanderreihen und eine Handvoll Rucola auf der Platte verteilen. Mit Olivenöl, Balsamicoessig, Salz sowie Pfeffer die Tomaten-Mozzarella-Platte garnieren.

Für alle Kartoffelfans: Röstkartoffeln mit Ei und Gemüse

Zutaten für 1 Portion:

200 g Kartoffeln (ca. 2–3 Stück)
1 EL Rapsöl
2 Eier
Gemüse oder Salat nach Wahl[2]
1 Prise jodiertes Salz

Zubereitung:

Kartoffeln schälen und in gleichmäßige, nicht zu dünne Scheiben oder Stücke schneiden.

Die Kartoffelscheiben für ein paar Minuten in kaltes Wasser einlegen, damit die Stärke austreten kann und die Kartoffeln beim Braten noch knuspriger werden. Danach die Scheiben durch ein Sieb abgießen, in eine Pfanne mit heißem Öl geben und beidseitig goldbraun braten und salzen. Beim Braten sollte man die Pfanne mit einem Deckel abdecken, damit die Kartoffeln besser darin gegart werden. Dabei die Bratkartoffeln immer wieder wenden.

Öl in der Pfanne erhitzen. Eier hineinschlagen und anbraten. Dazu einen Salat oder Gemüse anrichten.

Kalte, eiweißreiche Mahlzeit: Brote mit geräuchertem Forellenfilet und Krentopfenaufstrich, dazu Gemüse

Zutaten für 1 Portion:

2 Scheiben Brot[3]
100 g Forellenfilet geräuchert
1 TL Kren/Meerrettich
80 g Topfen/Quark 20 % Fett i. Tr.
2 EL Naturjoghurt 3,5 % Fett
½ TL Sauerrahm
1 Prise jodiertes Salz, Pfeffer
Gemüse nach Wahl[2]

Zubereitung:

Topfen, Naturjoghurt, Sauerrahm, geriebenen Kren, Salz und Pfeffer cremig verrühren und zu einem Aufstrich weiterverarbeiten. Wer frische Kräuter verwendet, sollte sie am Schluss hinzugeben, da einige Kräuter beim Verrühren Bitterstoffe abgeben. Mit Forellenfilet zu Brot und Gemüse servieren.

Knusprige Kartoffel-Wedges mit Schafskäsedip und Kichererbsen-Gurkensalat

Zutaten für 1 Portion:
200 g Kartoffeln (ca. 2 Stück)
1 EL Rapsöl
½ TL Kreuzkümmel, Koriander und Paprikapulver
1 Prise jodiertes Salz für die Kartoffeln
3 EL Schafskäse 45 % Fett i. Tr.
100 g Naturjoghurt 3,5 % Fett i. Tr.
ggfs. etwas Knoblauch
etwas jodiertes Salz für den Dip
etwas Petersilie, Schnittlauch
½ Gurke
3 EL Kichererbsen aus der Dose
evtl. 1 EL Balsamicoessig, 1 Prise jodiertes Salz, Pfeffer

Zubereitung:

Backrohr auf 200 °C Umluft vorheizen. Kartoffeln waschen und ungekocht mit der Schale in gleich große Spalten schneiden. Öl und Gewürze in einer Schüssel mit den Kartoffeln vermischen. Am besten eine Schüssel mit Deckel verwenden, in der die Kartoffelspalten Platz haben, um diese darin zu schütteln. Kartoffelspalten auf ein mit Backpapier belegtes Backblech verteilen und etwa 20–25 Minuten lang backen. Erst danach salzen.

Aus Joghurt, Schafskäse, Kräutern und Salz einen Dip zubereiten. Wer Knoblauch gern hat, Knoblauchzehen pressen und hinzugeben.

Am Schluss die Gurke schälen und würfelig schneiden. Die Kichererbsen aus der Dose bzw. aus dem Glas nehmen und hinzugeben. Bei Bedarf den Salat marinieren.

Schnelle, nährstoffreiche Mahlzeit: Reisfleisch mit saisonalem Gemüse

Zutaten für 1 Portion:
80 g Fleisch (mager)
1 EL Rapsöl
1 kleine Zwiebel
150 g Reis gekocht (= 60 g roh)
50 ml Gemüsebrühe
Gemüse nach Wahl[2]
ggfs. 1 Prise jodiertes Salz, Pfeffer

Zubereitung:

Die Zwiebel hacken und das Fleisch kleinschneiden. Zwiebel in Öl anschwitzen, das Fleisch hinzugeben und unter Rühren ein wenig anbraten lassen. Anschließend den gekochten Reis untermengen und mit der Gemüsebrühe aufgießen.

Schnelles, sättigendes Nudelgericht: Penne mit Gemüsesoße und Schafskäse

Zutaten für 1 Portion:
200 g Nudeln gekocht (= 80 g roh)
1 TL Rapsöl
1–2 EL Zwiebel
evtl. Knoblauch
Gemüse nach Wahl[2]
80 g Feta oder Schafskäse 45 % Fett i. Tr.
1 Prise jodiertes Salz, Pfeffer

Zubereitung:

Nudeln in Wasser al dente kochen. Zwiebel in Öl anbraten. Knoblauch und Gemüse mitbraten. Ggfs. mit Wasser oder Suppe (ca. 50–80 ml) aufgießen. Mit Salz und Pfeffer abschmecken.

Die gekochten Nudeln auf einen Teller geben und Gemüseragout und Schafskäse darüber verteilen.

Nährstoffreiche Linsensuppe mit Brot

Zutaten für 2 Portionen:
2 Karotten
200 g Kartoffeln (ca. 2 Stück)
1 Zwiebel
2 EL Rapsöl
3 EL Tomatenmark
250 g Linsen, rot, aus der Dose, gekocht (= ca. 60 g roh)
750 ml klare Suppe
1 Schuss Essig
1 Prise jodiertes Salz, Pfeffer
etwas Petersilie
2 Scheiben Brot[3] dazu

Zubereitung:

Karotten putzen, schälen und kleinschneiden, Kartoffeln schälen und in kleine Würfel schneiden, Zwiebel schälen und kleinhacken. In einem Topf Öl erhitzen und die Zwiebelwürfel darin glasig anschwitzen, danach die Karotten- und Kartoffelstücke hinzufügen und darin kurz anrösten. Tomatenmark einrühren und die roten Linsen zugeben.

Mit Suppe aufgießen und das Gemüse bissfest (für ca. 15 Minuten) kochen. Mit Essig, Salz und Pfeffer abschmecken. Dann die frische Petersilie waschen, abtropfen lassen und feinhacken. Vor dem Servieren die Suppe damit bestreuen.

Süßer Tofu-Bohnenaufstrich mit Brot

Zutaten für 4 Portionen:

- 100 g Naturtofu (400 g Soft-Tofu in Salzlake)
- 120 g weiße Bohnen aus der Dose (Alternative: weiße Sojabohnen)
- 4 entsteinte Datteln
- Zitronensaft einer halben Bio-Zitrone
- 2 EL Mandelmus
- 2 TL Currypulver
- 1 Prise jodiertes Salz
- 2 Scheiben Brot[3] dazu

Zubereitung:

Zunächst die Datteln ggfs. entkernen und dann mit heißem Wasser übergießen.

Im nächsten Schritt die Bio-Zitrone halbieren und auspressen.

In einem Gefäß Tofu, weiße Bohnen, Mandelmus, Zitronensaft, Currypulver, Salz und die eingeweichten Datteln (ohne Einweichwasser) mischen (mit Pürierstab oder einem Mixer).

Am Schluss den Aufstrich kosten und ggfs. nachwürzen.

Erfrischender Spinat-Hummus mit Brot

Zutaten für 4 Portionen:

- 240 g gegarte Kichererbsen (Abtropfgewicht)
- 100 g frischer Babyspinat
- 1 Knoblauchzehe
- 1 Bio-Zitrone
- 2 EL Mandelmus
- 60 ml Olivenöl
- 1 Prise jodiertes Salz, gemahlener Kreuzkümmel und Muskatnuss
- 1–2 EL Sesam schwarz/weiß
- 2 Scheiben Brot[3] dazu

Zubereitung:

Den Babyspinat gründlich waschen und bereitstellen. Danach die Knoblauchzehe schälen.

Die Bio-Zitrone waschen, reiben und halbieren. Den Saft aus beiden Zitronenhälften pressen.

In einem Gefäß die Kichererbsen, die Knoblauchzehe, den Babyspinat, den Zitronensaft, die geriebene Zitronenschale und das Mandelmus mischen und mit einer Küchenmaschine zerkleinern, bis eine Masse daraus entstanden ist.

Danach Olivenöl und Gewürze hinzufügen. Die Masse erneut mixen. Soll der Hummus cremiger und weicher werden, kann etwas Wasser hinzugefügt werden.

Am Schluss mit Sesam garnieren.

Eiweißreiche vegetarische Blitz-Pizza

Zutaten für 1 Portion:

80 g Dinkelmehl Typ 660 oder Pizzamehl
50 g Skyr-Joghurt (Alternative: Skyr-Sojajoghurt)
1 EL Rapsöl
1 Messerspitze Backpulver
50–60 ml passierte Tomaten mit italienischen Gewürzen
80 g geriebener Mozzarella 45 % Fett i. Tr.
6 Kirschtomaten
5 Oliven (bei Belieben)
1 Prise jodiertes Salz
Pfeffer
1 Handvoll Rucola

Zubereitung:

Zunächst den Backofen auf 180 °C Ober- und Unterhitze vorheizen. Die Zutaten für den Pizzateig exakt abwiegen und in einer Schüssel verkneten. Der Teig muss nicht ruhen, sondern kann danach direkt ausgerollt werden.

Ein Backblech mit Backpapier vorbereiten, um den ausgerollten Teig darauf zu legen.

Danach die passierten Tomaten mit einem Esslöffel auf dem Pizzateig verstreichen.

Für die italienische Variante werden der geriebene Mozzarella und danach die Tomaten und die Oliven gleichmäßig auf der Pizza verteilt. Mit etwas Salz und Pfeffer würzen.

Die belegte Pizza 15–20 Minuten im Ofen backen.

Sobald die Pizza fertig gebacken wurde, den frisch gewaschenen Rucola auf der Pizza verteilen.

10.4 Der ausgewogene Notfall-Snack für zwischendurch

Die ausgewogenen Notfall-Snacks für zwischendurch wirken sättigend. Neben den 3 Hauptmahlzeiten dürfen je nach Hungergefühl Zwischenmahlzeiten eingeplant werden (SGE, 2017, S. 14). Süßigkeiten und zuckerreiche Getränke sind aufgrund der geringeren Sättigungswirkung und der hohen Blutzuckerwirksamkeit nur bedingt als Zwischenmahlzeit geeignet. Genussmittel sind in unserem Essalltag zum Genießen da! Bevorzugen Sie Vollkornbrot, Milchprodukte, Gemüse, Obst und Nüsse sowie Samen für die Zusammenstellung einer ausgewogenen Zwischenmahlzeit. Vermeiden Sie es vor allem am Abend und in der Nacht, fetthaltige, salzige Nahrungsmittel mit einer hohen Energiedichte zu essen, da diese unter Umständen sowohl schwerer verdaulich sind als auch zu Übergewicht beitragen können (SGE, 2017, S. 12).

Die ausgewogenen Snack-Kombinationen sind sowohl für Zwischenmahlzeiten tagsüber als auch für den kleinen Hunger im Nachtdienst geeignet.

Beispiele für nährstoffreiche Zwischenmahlzeiten:

- 1 Scheibe Brot[3] mit 1 EL Frischkäse und 2 Scheiben Schnittkäse 45 % Fett i. Tr. und Gemüse[2] dazu
- 1 Weckerl[3] mit ¼ Becher (= 50 g) Hüttenkäse 20 % Fett i. Tr. und Gemüse[2] dazu
- 1 Becher (= 200 g) Hüttenkäse 20 % Fett i. Tr. mit frischen Kräutern und Snack-Gemüse[2] (z. B. Gurken, Paprika, Karotten) dazu
- 1 Scheibe Brot[3] mit 1 Scheibe Käse 45 % Fett i. Tr. und 1 Scheibe Schinken, etwas Gemüse dazu
- 1 Scheibe Brot[3] mit 2 EL Hummus, Gemüse[2] dazu
- 1 Becher (= 150 g) Hummus mit Snack-Gemüse[2] (z. B. Gurken, Paprika, Karotten) dazu
- 2–3 Stück (ca. 90–120 g) mit Reis gefüllte Weinblätter (= Yaprak Sarmasi), 2–3 EL Joghurt-Dip dazu

- 1 Weckerl[3] mit 2 EL Topfen (Quark) 20 % Fett i. Tr. und 1 EL Marmelade
- Kleines Müsli: 2 EL Getreideflocken mit ½ Becher (= 125 g) Naturjoghurt 3,5 % Fett und 1 TL Honig
- Kleines Müsli: 3 EL Haferflocken mit 125 ml Milch 3,5 % Fett und ½ kleinen Banane
- Bananenbuttermilch: 250 ml Buttermilch, ½ kleine Banane und etwas Vanillemark/Vanilleextrakt
- ½ Becher (= 125 g) Naturjoghurt 3,5 % Fett mit 1 EL Mandelblättchen und 1 TL Marmelade
- ½ Becher (= 125 g) Naturjoghurt 3,5 % Fett mit 3 EL Cornflakes und 1 EL Nüsse
- 500 g Buttermilch 0,5 % Fett
- 250 g Naturjoghurt 3,5 % Fett
- 180 g Becher Kefir 3,5 % Fett
- 1 (= 25 g) Müsliriegel, Haferriegel oder Energy-Ball

Topfencreme mit Obst[1]

Zutaten für 1 Portion:
150 g Topfen (Quark) 20 % Fett i. Tr.
50 ml Milch 3,5 % Fett
1 EL Marmelade
Ggfs. ½ Handvoll Obst[1]
1 Prise Zimt
1 Prise Vanillepulver

Zubereitung:

Topfen mit Milch glattrühren. Obst waschen und kleinschneiden. Alle Zutaten miteinander verrühren.

[1] Obst: Grundsätzlich kann jedes Obst verwendet werden. Regionales, saisonales Obst zu bevorzugen, wird empfohlen. Damit ist auch verarbeitetes Obst gemeint, u. a. als Kompott oder Obstmus, und auch getrocknetes Obst, wie z. B. getrocknete Pflaumen/Zwetschgen.

[2] Gemüse: Zu Gemüse zählen auch eingelegtes Gemüse (z. B. Essiggurken, Senfgurken, Peperoni), gefrorenes Gemüse, getrocknetes Gemüse, Salate, Gemüse im Glas oder in der Dose und frisches Gemüse. Hierbei auf Saisonalität und Regionalität zu achten, wird empfohlen.

[3] Brot: Nutzen Sie die Brotvielfalt, die im deutschsprachigen Raum gegeben ist: Sauerteig- und Hefebrote mit Roggen, Weizen, Dinkel, Urkorngetreidesorten und Buchweizen.

Literaturverzeichnis

Abel G (2021). Gewichtsmanagement im Sport. Teil 1. Ernährungsumschau 2021, 68(4), (M214–223). DOI: 10.4455/eu.2021.017.

Abdullah A, Peeters A, de Courten M, Stoelwinder J (2010). The magnitude of association between overweight and obesity and the risk of diabetes: a meta-analysis of prospective cohort studies. Diabetes research and clinical practice 2010, 89(3), 309–319.

Aisbett B, Condo D, Zacharewicz E et al. (2017). The Impact of Shiftwork on Skeletal Muscle Health. Nutrients, 9(3), 248. doi: 10.3390/nu9030248.

Alexy U, Jankovic N, Schmitting S, Buyken E A (2021). Chronobiologie und Ernährung. Thieme. Aktuel Ernährungsmed, 46, 95–104.

Amani R, Gill T (2013). Shiftworking, nutrition and obesity. Implications for workforce health – a systematic review. Asia Pac J Clin Nutr, 22, 505–515.

Ancoli-Israel S, Schnierow B, Kelsoe J et al. (2001). A pedigree of one family with delayed sleep phase syndrome. Chronobiol Int 18, 831–840.

Antunes L, Levandovski R, Dantas G, Caumo W, Hidalgo M (2010). Obesity and shift work: Chronobiological aspects. Nutrition Research Reviews, 23(1), 155–168. doi: 10.1017/S0954422410000016.

Anzinger A (2020). Die multidisziplinäre Betrachtung von Schlafgesundheit und

deren Integration in die betriebliche Gesundheitsförderung. [Masterthesis, Privat-pädagogische Hochschule der Diözese Linz].

Alexy U, Jankovic N, Schmitting S, Buyken E A (2019). Chronobiologie und Ernährung. Thieme. Aktuel Ernährungsmed 2021, 46, 95–104.

Barnes V A, Kristeller J L. (2016). Impact of Mindfulness-Based Eating Awareness on Diet and Exercise Habits in Adolescents. Int J Complement Altern Med. 2016, 3(2), 70. doi: 10.15406/ijcam.2016.03.00070. Epub 2016 Feb 22. PMID: 31633035; PMCID: PMC6800660.

Baron K G, Reid K J, Kern A S et al. (2011). Role of sleep timing in caloric intake and BMI. Obesity (Silver Spring) 2011, 19, 1374–1381.

Bass J (2012). Circadian topology of metabolism. Nature 2012, 491(7424), 348–56.

Bayon V, Leger D, Gomez-Merino D, Vecchierini M, Chennaoui Mounir (2014). Sleep debt and obesity. Annals of Medicine, 46:5, 264–272, DOI: 10.3109/07853890.2014.931103.

Benveniste H, Heerdt P M, Fontes M, Rothman D L, Volkow N D (2019). Glymphatic System Function in Relation to Anesthesia and Sleep States. Anesthesia & Analgesia, 128(4), 747–758. https://doi.org/10.1213/ANE.0000000000004069.

Bergheim I, Burger K (2022). Die Leber – Zentrale des Stoffwechsels. DGEwissen 07/2022.

Biesalski H K, Bischoff S C, Pirlich M, Weimann A (2018). Ernährungsmedizin. Nach dem Curriculum Ernährungsmedizin der Bundesärztekammer. 5., vollständig überarbeitete und erweiterte Auflage. Georg Thieme Verlag KG. Stuttgart.

Blok M M, de Looze M P (2011). What is the evidence for less shift work tolerance in older workers? Ergonomics 2011, 54(3), 221–32.

Böhler F, Kubsova J (2020). I'm a nurse. Warum ich meinen Beruf als Krankenschwester liebe – trotz allem. Wilhelm Heyne Verlag. München.

Bundesanstalt für Landwirtschaft und Ernährung (2023). Trinkprotokoll. URL: https://www.ble-medienservice.de/0690-1-dl-trinkprotokoll.html [20.08.2023].

Bundesministerium für Gesundheit und Frauen (2017). Österreichischer Ernährungsbericht. Wien.

Bundesministerium für Soziales, Gesundheit, Pflege und Konsumentenschutz (BMSGPK) (2021). Arbeitsbedingungen in Pflegeberufen. Sonderauswertung des Österreichischen Arbeitsklima Index. Wien.

Briançon-Marjollet A, Weiszenstein M, Henri M, Thomas A, Godin-Ribuot D, Polak J (2015). The impact of sleep disorders on glucose metabolism: endocrine and molecular mechanisms. Diabetology & metabolic syndrome, 7, 25. https://doi.org/10.1186/s13098-015-0018-3.

Broussard J L, Van Cauter E (2016). Disturbances of sleep and circadian rhythms: novel risk factors for obesity. Curr Opin Endocrinol Diabetes Obes. 2016 Oct, 23(5), 353–9. doi: 10.1097/MED.0000000000000276. PMID: 27584008; PMCID: PMC5070789.

Brum M C B, Filho F F D, Schnorr C C et al. (2015). Shift work and its association with metabolic disorders. Diabetol Metab Syndr, 7, 45.

Dawczynski C, Dawczynski K (2021). Einfluss von n-3- und n-6-Fettsäuren auf das kardiovaskuläre Risiko. Aktueller Stand der Forschung und praktische Bezüge für die Ernährungstherapie. Ernährungs Umschau 11/2021.

Deutsche Gesellschaft für Ernährung e. V. Referat Gemeinschaftsverpflegung und Qualitätssicherung IN FORM in der Gemeinschaftsverpflegung (2025). Essen, wenn andere schlafen. Tipps für eine gesunde und nachhaltige Ernährung bei Nacht- und Schichtarbeit. URL: https://www.jobundfit.de/fileadmin/user_upload/medien/JOB_FIT/Essen_wenn_andere_schlafen_barrierefrei.pdf [24.06.2025].

Deutsche Gesellschaft für Ernährung (DGE), Österreichische Gesellschaft für Ernährung (ÖGE), Schweizerische Gesellschaft für Ernährung (SGE) (2019). D-A-CH Referenzwerte für Nährstoffzufuhr. 2. Auflage, 5. aktualisierte Ausgabe. Bonn.

Deutsche Gesellschaft für Ernährung (2011). Evidenzbasierte Leitlinie: Kohlenhydratzufuhr und Prävention ausgewählter ernährungsmitbedingter Krankheiten. URL: https://www.dge.de/wissenschaft/dge-leitlinien/leitlinie-kohlenhydrate/[22.07.2023].

Depner C M, Stothard E R, Wright K P Jr. (2014). Metabolic consequences of sleep and circadian disorders. Curr Diab Rep. 2014 Jul, 14(7), 507. doi: 10.1007/s11892-014-0507-z. PMID: 24816752; PMCID: PMC4308960.

Dibner C, Schibler U, Albrecht U et al. (2010). The mammalian circadian timing system: organization and coordination of central and peripheral clocks. Annu Rev physiol 72: 517–549.

Di Milia L, Waage S, Pallesen S, Bjorvatn B (2013). Shift work disorder in a random population sample – prevalence and comorbidities. PLoS One 2013, 8(1):e55306. doi: 10.1371/journal.pone.0055306. Epub 2013 Jan 25. PMID: 23372847; PMCID: PMC3555931.

Druce M R, Neary N M, Small C J, Milton J, Monteiro M, Patterson M, Ghatei M A, Bloom S R (2006). Subcutaneous administration of ghrelin stimulates energy intake in healthy lean human volunteers. Int J Obes (Lond) 2006 Feb;30(2):293–6. doi: 10.1038/sj.ijo.0803158. PMID: 16247504.

Elmfa I, Muskat E, Fritzsche D, Meyer L A (2020). Die große GU Nährwert Kalorien Tabelle 2020/2021. Gräfe und Unzer Verlag GmbH. München.

Fachgesellschaft(en) Deutsche Gesellschaft für Arbeitsmedizin und Umweltmedizin e. V. (DGAUM) (2020). S2k Leitlinie Gesundheitliche Aspekte und Gestaltung von Nacht- und Schichtarbeit.

Fairburn C (2012). Kognitive Verhaltenstherapie und Essstörungen. Schattauer GmbH. Stuttgart.

Fairburn C (2015). Essattacken stoppen. Ein Selbsthilfeprogramm gegen Binge Eating. Verlag Hans Huber, Hogrefe AG. Bern.

Fiechtl C (2022). Food Feelings. Wie Emotionen bestimmen, was wir essen. Verlag Kremayr & Scheriau GmbH & Co. KG. Wien.

Frank S, Gonzalez K, Lee-Ang L, Young M C, Tamez M & Mattei J (2017). Diet and Sleep Physiology: Public Health and Clinical Implications. Frontiers in Neurology, 8, 393. https://doi.org/10.3389/fneur.2017.00393.

Gannon M C, Nuttall J A, Damberg G et al. (2001). Effect of protein ingestion on the glucose appearance rate in people with type 2 diabetes. JClinEndocrinolMetab. 2001, 86(3), 1040–7. https://doi.org/10.1210/jcem.86.3.7263.

Garaulet M, Gómez-Abellán P, Alburquerque-Béjar J J et al. (2013). Timing of food intake predicts weight loss effectiveness. Int J Obes (Lond) 2013, 37, 604–611.

Greer S M, Goldstein A N, Walker M P (2013). The impact of sleep deprivation on food desire in the human brain. Nature communications, 4, 1–7.

Griefahn B, Künemund C, Bröde P, Mehnert P (2001). Zur Validität der deutschen Übersetzung des Morningness-Eveningness-Questionnaires von Horne und Östberg. Somnologie, 5, 71–80. URL:https://www.ifado.de/fragebogen-zum-chronotyp-d-meq/[04.08.2023].

Gröber U (2014). Mikronährstoffe für einen erholsamen Schlaf. Zeitschrift für Komplementärmedizin 2014, 06(04), 20–22. DOI: 10.1055/s-0034-1386738.

Gu F, Han J, Laden F, Pan A, Caporaso N E, Stampfer M J et al. (2015). Total and cause-specific mortality of U.S. nurses working rotating night shifts. American journal of preventive medicine 2015, 48(3), 241–52.

Gültekin N (2022). Chronobiologie und Ernährung. Ernährungsumschau 01/2022.

Herculano-Houzel S. (2011). Scaling of brain metabolism with a fixed energy budget per neuron: implications for neuronal activity, plasticity and evolution. PLoS One 2011 Mar 1, 6(3), e17514. doi: 10.1371/journal.pone.0017514. PMID: 21390261; PMCID: PMC3046985.

Hirscher V & Riemann D (2012). Schlaf und Schlafstörungen. Psychiatrie und Psychotherapie. up2date, 6(01), 41–55. https://doi.org/10.1055/s-0031-1276998.

Höfler E, Sprengart P (2018). Praktische Diätetik. Grundlagen, Ziele und Umsetzung der Ernährungstherapie. 2., überarbeitete und erweiterte Auflage. Wissenschaftliche Verlagsgesellschaft Stuttgart.

Holzinger B, Klösch G (2013). Schlafcoaching. Wer wach sein will, muss schlafen. 1. Auflage. Goldegg Verlag.

Holzinger B & Klösch G (2018). Schlafstörungen: Psychologische Beratung und Schlafcoaching. Springer.

Jacquet P, Schutz Y, Montani JP et al. (2020). How dieting might make some fatter: modeling weight cycling toward obesity from a perspective of body composition autoregulation. Int J Obes 44, 1243–1253 (2020). https://doi.org/10.1038/s41366-020-0547-1.

Jakubowicz D, Froy O, Wainstein J, Boaz M (2012). Meal timing and composition influence ghrelin levels, appetite scores and weight loss maintenance in overweight and obese adults. Steroids, Volume 77, Issue 4, 323–331.

Janssen I, Heymsfield S B, Wang Z M, Ross R (2014). Skeletal muscle mass and distribution in 468 men and women aged 18–88 yr. J Appl Physiol (1985), 2000 Jul, 89(1), 81–8. doi: 10.1152/jappl.2000.89.1.81. Erratum in: J Appl Physiol (1985), 2014 May, 15, 116(10), 1342.

Jarvelin-Pasanen S, Ropponen A, Tarvainen M, Paukkonen M, Hakola T, Puttonen S et al. (2013). Effects of implementing an ergonomic work schedule on heart rate variability in shift-working nurses. Journal of occupational health 2013, 55(4), 225–233.

Jason C (2012). Zurück auf Los. Gehirn und Geist Dossier – Das Magazin für Psychologie und Hirnforschung, 03/2012, 38–40.

Johnston J D, Ordovás J M, Scheer F A et al. (2016). Circadian rhythms, metabolism, and chrononutrition in rodents and humans. Adv Nutr 7, 399–406.

Jovanovski E, Khayyat R, Zurbau A et al. (2019). Should viscous fiber supplements be considered in diabetes control? Results from a systematic review and meta-analysis of randomized controlled trials. DiabetesCare 2019;42(5):755–66.https://doi.org/10.2337/dc18-1126 Lipidol. 2019, 30(1), 37–43. https://doi.org/10.1097/mol.0000000000000567.

Kaluza G (2015). Stressbewältigung. Trainingsmanual zur psychologischen Gesundheitsförderung. 4. Auflage. Berlin. Springer.

Kanerva N, Kronholm E, Partonen T et al. (2012). Tendency toward eveningness is associated with unhealthy dietary habits. Chronobiol Int 2012, 29, 920–927.

Kang W, Park W J, Jang K H, Kim S H, Gwon D H, Lim H M et al. (2016). Coronary artery atherosclerosis associated with shift work in chemical plant workers by using coronary CT angiography. Occupational and environmental medicine 2016, 73(8), 501–505.

Keller K, Engelhardt M (2014). Strength and muscle mass loss with aging process. Age and strength loss. Muscles Ligaments Tendons J., Feb 24, 3(4), 346–50.

Kivimäki M, Jokela M, Nyberg S T, Singh-Manoux A, Fransson EI, Alfredsson L et al. (2015). Long working hours and risk of coronary heart disease and stroke: a systematic review and meta-analysis of published and unpublished data for 603,838 individuals. Lancet 2015, 386(10005), 1739–1746.

Kleim B (2018). Schutzfaktor Schlaf – Wie trägt Schlaf zu unserer psychischen Gesundheit bei? Psychoscope, 3/2018, 14–17.

Klein H, Grabner-Wollek I, Kienreich N (2016). Optimale Ernährung im Sport: IMSB Austria. Maria Enzersdorf.

Kreuel K (2023). Essen und Trinken bei Hitze. DGEwissen 07/2023.

Langhans W (2010). Hunger und Sättigung. Ernährungs Umschau 10/2010.

Leproult R, Holmbäck U, Van Cauter E (2014). Circadian misalignment augments markers of insulin resistance and inflammation, independently of sleep loss. Diabetes 2014 Jun, 63(6), 1860–1869. doi: 10.2337/db13-1546. Epub 2014 Jan 23. PMID: 24458353; PMCID: PMC4030107.

Lewgood J, Oliveira B, Korzepa M, Forbes S C, Little J P, Breen L, Bailie R, Candow D G (2021). Efficacy of Dietary and Supplementation Interventions for Individuals with Type 2 Diabetes. Nutrients 2021 Jul 12, 13(7), 2378. doi: 10.3390/nu13072378. PMID: 34371888; PMCID: PMC8308746.

Lim S T, Min S K, Kwon Y C, Park S K, Park H (2015). Effects of intermittent exercise on biomarkers of cardiovascular risk in night shift workers. Atherosclerosis 2015, 242(1, 186–190.

Lipid-Liga (2023). Empfehlungen zur Diagnostik und Therapie von Fettstoffwechselstörungen. URL: https://www.lipid-liga.de/empfehlungen/ [07.08.2023].

Mann T, Tomiyama A J, Westling E, Lew A M, Samuels B, Chatman J (2007). Medicare's search for effective obesity treatments: Diets are not the answer. American Psychologist, 62(3), 220–233. https://doi.org/10.1037/0003-066X.62.3.220

Maukonen M, Kanerva N, Partonen T et al. (2019). Chronotype and energy intake timing in relation to changes in anthropometrics: a 7-year follow-up study in adults. Chronobiol Int 2019, 36, 27–41.

Maukonen M, Kanerva N, Partonen T et al. (2017). Chronotype differences in timing of energy and macronutrient intakes: A population-based study in adults. Obesity (Silver Spring) 2017, 25, 608–615.

McGuire M T, Wing R R, Klem M L, Lang W, Hill J O (1999). What predicts weight regain in a group of successful weight losers? Journal of Consulting and Clinical Psychology, 67(2), 177–185. https://doi.org/10.1037/0022-006X.67.2.177

McHill A W, Melanson E L, Higgins J et al. (2014). Impact of circadian misalignment on energy metabolism during simulated nightshift work. Proc Natl Acad Sci USA 2014, 111, 17302–17307.

Meßmer J, Nössler C, Carlsohn A (2018). Ernährungsverhalten von Gesundheits- und Krankenpflegern im Nachtdienst. Prävention und Gesundheitsförderung, Nr. 13, 233–236. Springer Verlag.

Molzof H E, Peterson C M, Thomas S J, Gloston G F, Johnson R L Jr., Gamble K L (2022). Nightshift Work and Nighttime Eating Are Associated With Higher Insulin and Leptin Levels in Hospital Nurses. Front Endocrinol (Lausanne) 2022 May 9;13:876752. doi: 10.3389/fendo.2022.876752. Erratum in: Front Endocrinol (Lausanne) 2023 Jun 23;14:1240127. PMID: 35615722; PMCID: PMC9124849.

Morgan P J, Collins C E, Plotnikoff R C, Cook A T, Berthon B, Mitchell S et al. (2011). Efficacy of a workplace-based weight loss program for overweight male shift workers: the Workplace POWER (Preventing Obesity Without Eating like a Rabbit) randomized controlled trial. Preventive medicine 2011, 52(5), 317–325.

Morris C J, Yang J N, Scheer F A J L et al. (2012). The impact of the circadian timing system on cardiovascular and metabolic function. Prog Brain Res 199, 337–358.

Morrison C D, Läger T (2015). Protein-depent regulation of feeding and metabolism. Trends Endocrinol Metab 2015, 26, 256–262.

Morton R W, Murphy K T, McKellar S R, Schoenfeld B J, Henselmans M, Helms E, Aragon A A, Devries M C, Banfield L, Krieger J W, Phillips S M (2018). A systematic review, meta-analysis and meta-regression of the effect of protein supplementation on resistance training-induced gains in muscle mass and strength in healthy adults. Br J Sports Med. 2018.

Muñoz J S Galindo, Gallego M Gómez, Soler I Díaz et al. (2020). Effect of achronotype-adjusted diet on weight loss effectiveness: A randomized clinical trial. Clin Nutr 2020, 39, 1041–1048.

Niu S F, Chung M H, Chen C H, Hegney D, O'Brien A, Chou K R (2011). The effect of shift rotation on employee cortisol profile, sleep quality, fatigue, and attention level: a systematic review. J Nurs Res. 2011, 19(1), 68–81.

Österreichische Diabetes Gesellschaft (ÖDG) (2023). Diabetes mellitus – Anleitungen für die Praxis. Überarbeitete und erweiterte Fassung 2023. The Central European Journal of Medicine. Wiener Klinische Wochenschrift, Supplement 1/23.

Österreichische Gesellschaft für Ernährung (ÖGE) (2023). 10 Ernährungsregeln der ÖGE. So einfach gelingt eine bessere Ernährung. URL: https://www.oege.at/wissenschaft/10-ernaehrungsregeln-der-oege/#menge-portion [22.07.2023].

Ott V, Friedrich M, Zemlin J, Lehnert H, Schultes B, Born J, Hallschmid M (2012). Meal anticipation potentiates postprandial ghrelin suppression in humans. Psychoneuroendocrinology 2012, 37, 1096–1100.

Patterson F, Malone SK, Lozano A et al. (2016). Smoking, Screen-Based Sedentary Behavior, and Diet Associated with Habitual Sleep Duration and Chronotype: Data from the UK Biobank. Ann Behav Med 2016, 50, 715–726.

Pan A, Schernhammer E S, Sun Q, Hu F B (2011). Rotating night shift work and risk of type 2 diabetes: two prospective cohort studies in women. PLoS medicine 2011, 8(12), e1001141.

Proper K I, van de Langenberg D, Rodenburg W, Vermeulen R C, van der Beek A J, van Steeg H et al. (2016). The Relationship Between Shift Work and Metabolic Risk Factors: A Systematic Review of Longitudinal Studies. Am J Prev Med. 2016 May;50(5):e147-e157. doi: 10.1016/j.amepre.2015.11.013. Epub 2016 Jan 22. PMID: 26810355.

Puttonen S, Kivimaki M, Elovainio M, Pulkki-Raback L, Hintsanen M, Vahtera J et al. (2009). Shift work in young adults and carotid artery intima-media thickness: The Cardiovascular Risk in Young Finns study. Atherosclerosis 2009, 205(2), 608–613.

Poggiogalle E, Jamshed H, Peterson C M (2018). Circadian regulation of glucose, lipid, and energy metabolism in humans. Metab Clin Exp 2018; 84, 11–27.

Qian J, Morris C J, Caputo R et al. (2019). Sex differences in the circadian misalignment effects on energy regulation. Proc Natl Acad Sci USA 2019, 116, 23806–23812.

Reynolds A, Mann J, Cummings J et al. (2019). Carbohydratequality and human health: a series of systematic reviews andmetaanalyses. Lancet 2019, 393(10170), 434–445. https://doi.org/10.1016/S0140-6736(18)31809-9.

Ribas-Latre A, Eckel-Mahan K (2016). Interdependence of nutrient metabolism and the circadian clock system Importance for metabolic health. MOLECULAR METABOLISM, 5, 133–152.

Riemann D, Baum E, Cohrs S, Crönlein T, Hajak G, Hertenstein E, Spiegelhalder K (2017). S3-Leitlinie Nicht erholsamer Schlaf/Schlafstörungen: Kapitel „Insomnie bei Erwachsenen" (AWMF-Registernummer 063-003), Update 2016. Somnologie, 21(1), 2–44. https://doi.org/10.1007/s11818-016-0097-x.

Roenneberg T, Kuehnle T, Pramstaller P P, Ricken J, Havel M, Guth A, Merrow M (2004). A marker for the end of adolescence. Current biology Vol 14 No 24, PR1038-R1039.

Roenneberg T, Kuehnle T, Juda M, Kantermann T, Allebrandt K, Gordijn M, Merrow M (2007). Epidemiology of the human circadian clock. Sleep Medicine Reviews, Volume 11, Issue 6, 2007, 429–438.

Rodenbeck A (2004). Einfluss der Ernährung auf Stimmung und Schlafverhalten. Bedeutung von Tryptophan im Rahmen der Serotonin-Synthese. Moderne Ernährung heute, 3, 1–7.

Rotenberg L, Silva-Costa A, Vasconcellos-Silva P R, Härter Griep R (2016). Work schedule and self-reported hypertension – the potential beneficial role of on-shift naps for night workers. Chronobiology international 2016, 33(6):8.

Saksvik I B, Bjorvatn B, Hetland H, Sandal G M, Pallesen S (2011). Individual differences in tolerance to shift work – a systematic review. Sleep Med Rev. 2011 Aug;15(4):221-235. doi: 10.1016/j.smrv.2010.07.002. Epub 2010 Sep 20. PMID: 20851006.

Sallinen M, Kecklund G (2010). Shift work, sleep, and sleepiness – differences between shift schedules and systems. Scandinavian journal of work, environment & health. 36(2):121–33.

Scheer F A, Hilton M F, Mantzoros C S, Shea S A (2009). Adverse metabolic and cardiovascular consequences of circadian misalignment. Proc Natl Acad Sci U S A. 2009 Mar 17;106(11): 4453–8. doi: 10.1073/pnas.0808180106. Epub 2009 Mar 2. PMID: 19255424; PMCID: PMC2657421.

Schell M, Kleinridders A (2022). Intuitives Essen? Zentrale Regulation der Nahrungsaufnahme durch Nährstoffe und Stoffwechselhormone. Ernährungs Umschau 11/2022.

Schmal, J (2015). Ausgeschlafen? Gesund bleiben im Schichtdienst für Gesundheitsberufe. Berlin: Springer.

Schlack R, Hapke U, Maske U, Busch M A, Cohrs S (2013). Häufigkeit und Verteilung von Schlafproblemen und Insomnie in der deutschen Bevölkerung. Ergebnisse der Studie zur Gesundheit Erwachsener in Deutschland (DEGS1). Bundesgesundheitsblatt, 5/6, S. 740–748. Berlin, Heidelberg. Springer Verlag.

Schlieper, C A (2019). Grundfragen der Ernährung. 23. Aufl. Hamburg. Verlag Dr. Felix Büchner.

Schmitting S (2018). Essen „Lerchen" anders als „Eulen"? Ernährungsumschau Special Chronotypen und Ernährung, 09.2018. S. M504 – M510.

Shriane A E, Rigney G, Ferguson S A, Bin Y S, Vincent GE (2023). Healthy sleep practices for shift workers: consensus sleep hygiene guidelines using a Delphi methodology. Sleep 2023 Dec 11, 46(12). doi: 10.1093/sleep/zsad182.

Schuh A (2022). Gesunder Schlaf und die innere Uhr: Lebensstilbedingte Schlafstörungen und was man dagegen tun kann. Berlin, Heidelberg. Springer.

Schwab J R (2020). Zirkadiane Rhythmusstörungen mit Schlafstörungen. URL: https://www.msdmanuals.com/de-de/profi/neurologische-krankheiten/schlafst%C3%B6rungen-und-st%C3%B6rungen-des-schlaf-wach-rhythmus/zirkadiane-rhythmusst%C3%B6rungen-mit-schlafst%C3%B6rungen#v1039383_de [06.08.2022].

Schweizerische Gesellschaft für Ernährung (SGE) (2017). Nacht- und Schichtarbeit Ernährungsempfehlungen und Tipps. URL: https://www.google.com/url?sa=t&rct=j&q=&esrc=s&source=web&cd=&cad=rja&uact=8&ved=2ahUKEwjGzbuPmcb5AhXSnP0HHUcxCZMQFnoECAgQAQ&url=https%3A%2F%2Fwww.bgm-ag.ch%2Ffiles%2Fpublic%2Fliteratur%2Fpdf%2Fnacht-und-schichtarbeit-ernaehrungsempfehlunen-und-tipps.pdf&usg=AOvVaw3_cjnLIv4DTtgtKz0HIFok [09.08.2023].

Shen J, Botly L C, Chung S A, Gibbs A L, Sabanadzovic S, Shapiro C M (2006). Fatigue and shift work. J Sleep Res. 2006 Mar;15(1):1–5. doi: 10.1111/j.1365-2869.2006.00493.x. PMID: 16489996.

Shiiya T, Nakazato M, Mizuta M, Date Y, Mondal M S, Tanaka M, Nozoe S I, Hosoda H, Kangawa K, Matsukura S (2002). Plasma Ghrelin levels in lean and obese humans and effect of glucose on ghrelin secretion. J Clin Endocinol Metab 2002, 87, 240–244.

Simpson S J, Raubenheimer D, Black K I, Conigrave A D (2023). Weight gain during the menopause transition: Evidence for a mechanism dependent on protein leverage. BJOG 2023 Jan, 130(1). 4–10. doi: 10.1111/1471-0528.17290.

Smith-Miller C A, Shaw-Kokot J, Curro B, Jones C B (2014). An integrative review: fatigue among nurses in acute care settings. J Nurs Adm. 2014 Sep, 44(9), 487–494. doi: 10.1097/NNA.0000000000000104. PMID: 25148403.

Souza R V, Sarmento R A, de Almeida J C, Canuto R (2019). The effect of shift work on eating habits: a systematic review. Scandinavian Journal of Work, 45, Environment & Health, S. 7–21.

Spork P (2014). Wake up! Aufbruch in eine ausgeschlafene Gesellschaft. München. Carl Hanser Verlag.

St-Onge M P, Roberts A, Shechter A, Choudhury A R (2016). Fiber and Saturated Fat Are Associated with Sleep Arousals and Slow Wave Sleep. Journal of Clinical Sleep Medicine, 12(01), 19–24. https://doi.org/10.5664/jcsm.5384.

Suter P M (2019). Mach nicht zu viel «blau»: Gedanken zu Licht und Schlaf. Praxis, 108(2), 139–143. https://doi.org/10.1024/1661-8157/a003175.

Tribole E, Resch E (2020). Intuitive Eating: A Revolutionary Anti-Diet Approach. 4. Auflage. 2020. The Science Behind Intuitive Eating, S. 1–18.

Tribole E, Resch E (2017). The intuitive Eating Workbook. Principles for Nourishing a Healthy Relationship with Food. Canada. Raincoast Books.

Tribole E, Resch E (2013). Intuitiv Abnehmen. Zurück zu natürlichem Essverhalten. München. Wilhelm Goldmann Verlag.

Tschöp M, Wawarta R, Riepl R L et al. (2001). Post-prandial decrease of circulating human ghrelin levels. J Endocrinol Invest, 24, RC19–RC21 (2001). https://doi.org/10.1007/BF03351037.

Ulhoa M A, Marqueze E C, Burgos L G, Moreno C R (2015). Shift work and endocrine disorders. International journal of endocrinology 2015, 826249.

Van Drongelen A, Boot C R L, Merkus S L, Smid T et al. (2011). The effects of shift work on body weight change — a systematic review of longitudinal studies. Scandinavian Journal of Work, Environment & Health 2011, 37(4), 263–275.

Vetter C, Devore E E, Wegrzyn L R, Massa J, Speizer F E, Kawachi I et al. (2016). Association Between Rotating Night Shift Work and Risk of Coronary Heart Disease Among Women. Jama. 2016, 315(16), 1726–1734.

Viitasalo K, Kuosma E, Laitinen J, Härmä M (2008). Effects of shift rotation and the flexibility of a shift system on daytime alertness and cardiovascular risk factors. Scandinavian journal of work, environment & health 2008, 34(3), 198–205.

Walker M (2018). Das große Buch vom Schlaf. Die enorme Bedeutung des Schlafes. 3. Auflage. München. Wilhelm Goldmann Verlag.

WDR (2023). Der Schlaf deines Lebens. Quarks WDR. URL: https://www.ardmediathek.de/video/quarks/der-schlaf-deines-lebens/wdr/Y3JpZDovL3dkci5kZS9CZWl0cmFnLWQ5ZmIwZjM5LWIxNWQtNDJlNy04MmQ0LTUzOWNkZjlyYTM0Yg [10.03.2024].

World Health Organization (2022). ICD-11: International classification of diseases (11th revision). https://icd.who.int/

Wunderer E (2019). Therapie-Tools. Essstörungen. Weinheim. Beltz.

Die Rezepte sind der eigenen Rezeptsammlung der Autorin und der Rezeptdatenbank EAT-4FUN Pro Service von Alexander Osl (Diätologe) entnommen.

Abbildungsverzeichnis

Tabellenverzeichnis